心理自愈法

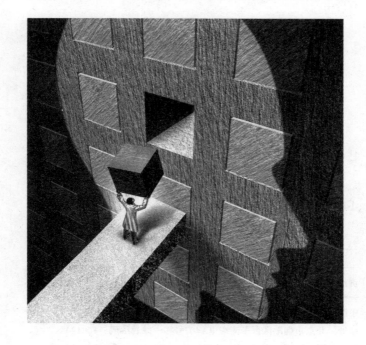

唐孝华◎编著

中国纺织出版社

内 容 提 要

心病还须心药医，面对焦虑、紧张、忧郁、悲伤、沮丧、挫败感这些心理问题，我们与其看心理医生，不如做自己的医生，因为人的自愈力既是天生的，也是可以被激发出来的。

本书从现代人遇到的各种心理问题出发，直击那些迷茫的内心世界，运用平实诚恳的语言，教导我们运用心理的正能量，来治疗内心的毛病，重建健康的生活理念，成为自己的心理医生。

图书在版编目（CIP）数据

心理自愈法 / 唐孝华编著.－－北京：中国纺织出版社，2018.6（2023.1 重印）
ISBN 978-7-5180-4969-1

Ⅰ.①心… Ⅱ.①唐… Ⅲ.①心理保健—通俗读物 Ⅳ.①R161.1-49

中国版本图书馆CIP数据核字（2018）第093425号

责任编辑：闫 星　　特约编辑：李 杨　　责任印制：储志伟

中国纺织出版社出版发行
地址：北京市朝阳区百子湾东里A407号楼　邮政编码：100124
销售电话：010—67004422　传真：010—87155801
http://www.c-textilep.com
E-mail：faxing@c-textilep.com
中国纺织出版社天猫旗舰店
官方微博http://weibo.com/2119887771
佳兴达印刷（天津）有限公司印刷　各地新华书店经销
2018年6月第1版　2023年1月第3次印刷
开本：710×1000　1/16　印张：14
字数：193千字　定价：36.80元

凡购本书，如有缺页、倒页、脱页，由本社图书营销中心调换随着社会进入新的转型期，竞争越来越激烈，人们的生活节奏正在日益加快，人际关系也变得越来越复杂，人们的心也变得焦躁不安，或多或少产生了一些心理问题。其实，完全没有心理问题的人是不存在的，只是问题大小不同而已，有问题并不可怕，可怕的是我们不去正视它，甚至任其发展，这才是最可怕的。

有人说："人类进入了情绪负重年代，"近日，原国家卫生部副部长殷大奎在全国精神卫生工作会议上宣布，中国每年有大约 25 万人死于自杀，即每 10 万中国人中每年有 22 人轻生，估计还有不少于 200 万人自杀未遂。目前，我国中小学生心理障碍患病率在 21.6% 以上，大学生在 16% 以上，这揭示了当前学生们的心理健康存在不良状况，正是由于学生心理的亚健康状态没有得到及时矫正、疏导，才使他们产生种种不良行为。

在现代社会，人们不仅需要生活的安全感，更需要生活的幸福感。在安全感的前提下，如何幸福健康地生活，实现和谐人生不仅是现代人关心的，更是我们每个人心中都渴望的。因此，关注人类的幸福感、引导人们拭净心灵之窗、远离"隐形杀手"是每个人追求的目标，也是整个社会的共识。

值得庆幸的是，忙碌于钢筋混凝土中的人们也逐渐意识到应该找寻一个洗涤自己心灵的办法，它能让我们远离浮躁、遏制欲望、豁达为人、抵制诱惑、戒掉抱怨、笑对逆境，能让我们的心在烦琐的生活之外找到一个依托，能让我们更好地工作，更好地生活，更好地提高自己，修炼自己。

现在，人们也在努力尝试各种方法来调节自己的心理，通常，人们往往求助于心理医生或心理咨询机构，然而这并非长远之计。

解铃还须系铃人，心病还须心药医。我们的身心天生拥有自愈能力，我们可以运用自身的本能力量，通过积极的心理自愈方法，从身体、精神和心灵上改善自己的境况，找到人生幸福的终极方法。

对此，或许，你需要一位心理自助导师，他能引导你抛开世俗的烦恼、帮你发现并接受最本真的自我。而本书就是这样一位导师，跟着他的脚步走，你会逐步找到自己在尘世中的坐标，让自己的心有个归宿。

本书从生活、工作、情感、学习等诸多方面入手，针对人们所遇到的每一个问题都有全方位的阐述和建议。阅读完本书后，相信你会有所收获，也能清除掉那些干扰你前进的心灵污垢，那么，无论外在世界发生了什么，你都能以一颗淡然的心来面对，都能做到不骄不躁、得失淡然、去留无意、荣辱不惊，相信此时，幸福感便会在你的心头涌动。

编著者

2018 年 3 月

目录
contents

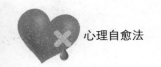

第1章

检测自我，找出你的心理问题

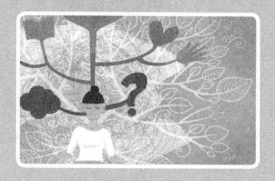

现代社会，随着生活压力的逐步加大，和人们的身体一样，不少人的心理也出现了亚健康，而患心理疾病人数也在不断添加。在这种形式下，我们不得不对个人的心理状况愈加重视。很多人都会问：怎么才能知晓是不是有心理问题？其实，我们可以做自我检测，学会自我检测，学会关爱自己，这是为自己的人生负责，也是为了能让自己过得更加幸福美满，所以无论何时何地，我们都要为自己的心理健康打开一扇窗！

世界卫生组织心理健康十标准

新的医学研究表明，人体健康与患病之间存在着一个过渡的中间状态，即第三状态——亚健康状态。据此可知，身体健康但精神和交往却存在问题，并非真正的健康，只有身心健康才是真正的健康。

为此，生活中，我们也常常提到一个名词——心理健康。心理健康又称心理卫生，包括两方面含义：

（1）指心理健康状态。身体处于该种状态时自我情况良好，而且与社会契合和谐；

（2）指维持心理健康、减少问题和精神疾病的原则与措施。心理健康还有狭义和广义之分：狭义的心理健康主要是预防心理障碍或行为问题；广义的心理健康则促进人们心理调节、发展更大效能目标使人们环境健康生活保持并断提高心理健康水平，从而更好地适应社会生活，更有效地为社会和人类做出贡献。

那么，怎样衡量一个人是否心理健康？世界卫生组织定出了心理健康的 10 条标准：

（1）充足的安全感；

（2）了解自己，相信自己，正确认可自己的能力和作品等；

（3）接触外界，不孤僻；

（4）生活目标切合实际；

（5）保持个性完整和和谐；

（6）有一定的学习能力；

（7）具备良好和谐的社会人际关系；

（8）有一定的表达自我情绪的能力；

（9）有限度地发挥自己的才能与兴趣爱好；

（10）在不违背社会道德规范的情况下，个人的基本需要得到一定程度的满足。

这 10 条标准，具体地阐述心理健康的定义，如果你认为自己符合以上 10 点标准，那么，你就是个心理健康的人；相反，如果大部分或者几乎无法达到这些标准，可能你的心理已经处于亚健康状态或者已经产生心理疾病了。

精神分析学创始人、著名心理学家弗洛伊德曾说过这样一句话："人们所有的心理疾病其实全部是来源于被压抑的本能欲望或者错误转换在潜意识中形成的一种错误的暗示。"也就是说，心理疾病与患者自身的内在联系有关，要删除患者内心错误的暗示，最有效的方式之一就是患者自身进行暗示和调节，也就是心理自愈。

的确，现今社会，我们每个人都面临着各种各样的压力，有些压力虽然看不到、摸不着，但却真实地存在于我们的周围。如何在家庭责任、工作及人际关系的压力中做个"走钢丝的能手"，在家庭和事业间掌控平衡、在职场自在地游弋是现代人的必修之课。面对来自各方面的压力，我们一定要懂得自我调节，如当遇到不如意的事情时，可以通过运动、读小说、听音乐、看电影、看电视、找朋友倾诉等方式来宣泄自己不愉快的情绪，也可以到适当的场合大声喊叫或者痛哭一场。而对于一些不会调节身心的人来说，

他们很可能会因为压力过大而引起一些身体或者心理上的疾病，如头疼、高血压、胃溃疡、腹泻、关节炎、心脏病，更严重的还有可能引发癌症。

当然，这些心理障碍或者疾病未必都是因为心理压力引起的，但如果我们不懂得心理调节和自愈，就会加速这些心理问题的恶化。为此，心理医生建议，加强自我引导，放松身心，以此来缓解心理问题，进而让我们清扫心理垃圾，以全新的面貌面对生活。

关于心理健康与否的几种心理类型

近年来，随着人类对健康问题的关注，人们对心理健康也逐渐有了一定的认识和见解，那么，大家对心理健康了解多少呢？什么样的心理是健康的，什么样的心理是不健康的，你是否了解？下面就为大家介绍几种心理类型。

1. 心理烦恼

心理烦恼是指被重大或者持久的心理因素刺激，或伴有不良教育及文化背景，导致出现暂时的情绪烦恼，不过庆幸的是，本人能识别出烦恼并做出相应的调节，身边的人可能没有发现或者发现了完全能够理解并提供有效帮助。

一般来说，只是有心理烦恼的人不会影响他人，其本身也不会持续影响社会功能。不会影响他人的情绪包括日常生活中各种超出正常的情绪烦恼，如天灾人祸、生离死别等，如果没有刺激性社会因素，就不会出现情绪烦恼。这种明显由社会因素引起的心理烦恼治疗效果好，损害完全可逆，一般能自行缓解。

然而，如果本人不能进行调节的话，久而久之，就有可能形成心理问题，此时就需要寻求专业人士的帮助了。当然如果当事人有良好的社会支持系统，不一定需要专业帮助。这类心理烦恼一般不使用药物治疗，即使需要也是短期的。

2. 心理问题

心理问题是指在不良教育或者文化背景影响下，当事人已经有了一定的个性心理偏差，在某一段时间内被某个特定的因素引发，出现暂时或局部的情绪问题。自己可以识别但难以摆脱，需要旁人或者心理医生调节；身边的人也许能发现但是发现了只能部分理解，正常人如果处于相同的环境不会出现类似的问题。

如果没有刺激性社会因素，也许不会马上出问题，但以后仍然可能出现。在局部轻度影响社会功能，不影响他人，中枢神经系统或许功能性异常、治疗效果较好，损害是可逆的，一般在半年以内缓解，也有可能长期遗留少许症状，这种类型是心理治疗的主要选择，配合药物治疗是辅助手段。

3. 心理障碍

心理障碍是指有明显的个性偏差，伴随一些轻度的心理刺激因素，出现持久的、较大范围的情绪障碍，自己可以识别但无法摆脱，因此主动求助专业人士，因为普通人无法为其提供帮助，周围的人也发现了其行为的异常，但是并不能理解。

如果没有刺激性社会因素，当事人也会出现情绪烦恼。部分影响自己的社会功能，一般不影响其他人，有中枢神经系统神经递质障碍，治疗效果尚可，部分损害有可能不可逆，但是程度较轻，这种类型可以叫神经症，药物治疗和心理治疗同样重要。

4. 心理疾病

心理疾病是指有明显的生物学因素，出现认知、情感和意志行为等心理过程的障碍，精神活动和环境不协调，影响严重、广泛而持久，一般病

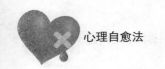

人自己无法识别和调节，也拒绝治疗，严重影响社会功能，并且会影响他人。普通人可以很容易地识别这种异常，但是非专业的帮助可能无效甚至是有害的。

社会学、心理学因素不是主要原因，与遗传变异、神经生化以及脑结构异常等关系密切。在社会干预下治疗效果尚可，损害基本上是不可逆的，需要长期治疗和社会监护，药物治疗是主要的，心理治疗和社会支持在康复期是有效的，这种类型一般叫精神病。

上述就是对心理的分类，相信能加深你对心理健康认识的深度，当然，这只是初步分类，要对心理健康问题进行更全面深刻的了解，还需要寻求其他途径。

心理疾病重于生理疾病

现代医学研究显示，心理和社会因素是决定人的身体是否健康的重要因素，有心理研究表明，那些家庭幸福、婚姻美满、人际关系和谐的人，其身体患病的概率明显低于那些内心孤独、缺少幸福感的人。

人类许多生理疾病与生活方式、行为方式有关，而生活方式和行为方式与心理因素密切相关，有时心理因素甚至起主导作用。

人的免疫功能与人的性格有很大的关系，而人的性格是具有可塑性的，与人的生活环境、家庭和社会背景、文化因素、教育环境以及社会环境密切相关，心理专家建议，培养一个人的良好性格应从小开始。

那些热情、开朗且乐于助人的人，他们一般人际关系更和谐，更易得到别人的帮助和理解，在遇到一些心理应激反应时也能有较强的耐挫性，从而使自己的免疫功能不受伤害。事实上，出于各种原因，我们每个人都会遇到挫折、困难，对此，我们要有科学的世界观、正确的人生观及辩证的思维方法，才能适应客观现实，减轻心理压力，提高免疫力。

国外调查报告显示，C 型（性格为内向，抑郁）性格的人癌症的患病率是外向型的 3~5 倍，可见，随时保持一个好的心情有助于提升身体免疫力、防病防癌。我们要想有个好的心情，就要对外界事物有积极乐观的理解，好的情绪状态使大脑及下丘脑等神经系统通过激素、神经肽、神经递质等信息分子，作用于内分泌、旁分泌、神经分泌、自分泌等，影响免疫细胞，使其增强免疫功能，这对防病防癌非常有利。例如，垂体前叶分泌的多肽物质生长素可使自然杀伤细胞（NK）及巨噬细胞活力增强，免疫细胞生成的白介素（IL）及各类干扰素（IFN）均有杀细菌、抗病毒及排异物作用。1 型干扰素可抑制儿童血管瘤和白血病发生。抑瘤素 M 可抑制黑色素瘤、肺癌、膀胱癌、乳腺癌、前列腺癌的增生。白血病抑制因子可控制白血病发生。肝细胞调节因子可抑制肝癌细胞、黑色素瘤细胞及鳞癌细胞的生成。被白介素 2 激活的 NK 细胞称 LAK 细胞，它有明显的杀伤体内各种癌细胞的作用。肿瘤坏死因子（TNF）不但可延缓癌症发展，还可减轻毒素及败血发生。

另外，从心理角度看，我们也有必要学会自我调节，因为心理健康问题乃至心理疾病危害多多。

（1）伤及自己：有心理问题乃至心理疾病的人可能会选择自残乃至自杀的方式伤害自己，而自杀是危害最大的自伤方式。据临床调查，自杀率最高的精神心理疾病是抑郁症，其自杀危险高于一般人的 25~50 倍；其次是精神分裂症，在死亡的精神分裂患者中约占 13%。

（2）祸及他人：当精神心理疾病患者出现危险行为，如攻击他人时，被攻击者在毫无防备的情况下，往往会受到身体或心理上不同程度的伤害，而被攻击者往往是患者周围的人。

（3）殃及家庭：精神心理疾病不仅因病态行为给家人造成身体乃至生

命上的伤害，还会造成家庭经济状况及家人生活质量下降、精神负担加重等问题，尤其对未成年人的心理发育有极大的负面影响。

（4）危及社会：有的精神心理疾病患者难以走出心理误区，偏执地记恨政府、社会，有的甚至采取过激行为，给社会造成不良影响。

的确，经济的发展、人们工作的压力、竞争的激烈、生活节奏的加快是现代都市的生活特征，心情不好要找适当的方式进行宣泄，工作累了停下脚步歇一歇，让紧张的大脑放松一下。这样，你的心里会充满阳光，每天会有一个好心情。

心理疾病的几种分类

心理疾病是很普遍的，只不过存在着程度区别而已，而且现代文明的发展使人类愈发脱离其自然属性，污染、生活快节奏、紧张、信息量空前巨大、社会关系复杂、作息方式变化、消费取向差异、在公平的理念下不公平的事实拉大、溺爱等，都使心理疾病逐渐增多并恶化。心理疾病种类很多，表现各异，而且有可能出现更多以前都没有注意到的，或已经合理化（不认为是心理疾病）。随着时代变化新发现的心理疾病也不少。

心理疾病学术上大致可分为以下几类：

这里，我们从严重程度将心理疾病进行划分，主要为感觉障碍、知觉障碍、注意障碍、记忆障碍、思维障碍、情感障碍、意志障碍、行为障碍、意识障碍、智力障碍、人格障碍等。

接下来，我们针对患者的年龄阶段进行划分，可分为：

1.儿童常见心理疾病

多动症、自闭症、夜尿症、习惯性尿裤、屎裤（儿童遗便症）、精神发育迟滞、口吃、偏食、咬指甲、异食癖、言语技能发育障碍、学习技能发育障碍、儿童抽动症、拔毛癖、儿童退缩行为、Asperger 综合征、Heller 综合征（婴儿痴呆）、Rett 综合征、品行障碍、儿童选择性缄默，以及一些具有儿童特点的儿童性别偏差（包括儿童异装癖）、儿童精神分裂症、儿童恐怖症、儿童情绪障碍（如焦虑症、抑郁症）等。

2. 青少年常见心理疾病

大学生常见的心理障碍、网络综合征、学习逃避症、癔病、强迫性神经症、师生恋（单相思）、考试综合征、严格管束引发的反抗性焦虑症、恐怖症、恋爱挫折综合征等。

3. 成年人常见心理问题

工作适应：过度成就压力、物质金钱关系不当（如致富后的空虚症、吝啬癖等）。

性心理疾病：自恋癖、恋物癖、阳痿、早泄、过度手淫、花痴（色情狂）、露阴癖、窥阴癖、窥淫癖、异装癖、性厌恶等。

针对中老年的：更年期综合征、痴呆、阿尔采默氏病、更年期精神病、老年期谵妄、退离休综合征。

职业性心理疾病：教师的精神障碍、单调作业产生的心理障碍、噪声和心理疾病、夜班和心理问题、高温作业的神经心理影响。

除此之外，还可按照疾病的性质和发生原因划分：

不良习惯及嗜好：偷窃癖、纵火狂、神经性呕吐、物质依赖、洁癖。

神经症：神经衰弱、焦虑症、疑病性神经症（疑病症）、癔病（癔症）、强迫性神经症、恐怖性神经症、抑郁性神经症。

4. 生理心理疾病

躯体形式障碍：经前综合征、胃肠神经症、躯体化障碍、疑病性神经症（疑病症）、心脏神经症、肥胖症、神经性厌食症。

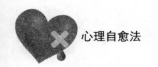

脑器质性精神障碍：阿尔采默氏病、急性脑血管病所致精神障碍、多发梗死性痴呆、皮质下血管病所致精神障碍、皮质和皮质下混合性血管病所致精神障碍、Huntington病所致精神障碍、肝豆状核变病（Wilson氏病）所致精神障碍、麻痹性痴呆（大脑神经梅毒所致精神障碍）、病毒性脑炎所致精神障碍、脑囊虫病所致精神障碍、颅脑损伤所致精神障碍、颅内肿瘤所致精神障碍、癫痫性精神障碍。

症状性（器质性）精神病：生理疾病和心理的关系、传染病和心理疾病、药物引起的精神障碍、酒精中毒、中毒性精神障碍、肝脑综合征、肺脑综合征、尿毒症所致精神障碍、甲状旁腺功能减退所致精神障碍、甲状腺功能亢进所致精神障碍、营养代谢疾病所致精神障碍、风湿性感染所致精神障碍、伤寒所致精神障碍、系统性红斑狼疮所致精神障碍。

5. 心理生理障碍

心因性心理（精神）障碍：适应性障碍、反应性精神病、感应性精神病、气功所致精神障碍（气功偏差）、恐缩症（缩阴症）、迷信所致精神障碍、忧郁症、病态怀旧心理。

人格障碍；

精神病和精神障碍：精神分裂症、常用抗精神病药物；

心境障碍：躁狂症、抑郁症；

偏执性精神病；

医源性精神病、旅途精神病；

周期性精神病；

因为家庭因素或者变故引起的精神障碍，如丧偶综合征。

的确，随着社会的发展和生活节奏的加快，人们的心理压力和心理不良状态会越来越突出，我们每个人都要学会心理自愈术，轻松地生活并面对现实，当然，在自我调节无果的情况下，最好还是寻求心理医生的帮助。

人类心理不健康之种种表现

随着社会的发展，人们的生活节奏正在日益加快，竞争越来越激烈，人际关系也变得越来越复杂；随之而来的一系列问题也常常使人们处于失衡状态，如个人的亚健康情绪及亚健康心理的积累，以至于有人说："人类进入了情绪负重年代，"那么，我们心理不健康有哪些表现呢？

1.心理缺陷

心理健康的标准是相对的，基本符合标准的，即谓心理健康。

然而，在心理健康人群与疾病人群之间，有一个"中间地带"——心理缺陷人群，这类人通常有这样的或者那样的心理不健康的表现，但却并不是心理疾病，对此，我们称为"心理缺陷"。

所谓心理缺陷，是指当事人自身无法像正常人一样具备心理调节和适应这一心理平衡的能力，其心理特点已经明显偏离心理健康的标准，但还尚未达到心理疾病的程度。心理缺陷的后果是社会适应不良。在现实生活和心理卫生实际工作中最常见的心理缺陷是性格缺陷和情感缺陷。

（1）性格缺陷。常见的性格缺陷有下列几种。

情绪常处于不愉快状态：抗压能力差、缺乏克服困难的勇气、易诱发心理疾病；

偏执性格：敏感、多疑、固执、嫉妒心强；考虑问题常以自我为中心，遇事有责备他人的倾向。这种心理缺陷如不注意纠正，可以发展为偏执性精神病；

分裂性格：性格内向、内心孤独、对人冷漠，社会适应和人际关系很差。喜欢独自活动。此种心理缺陷易发展为精神分裂症；

无力性格：易疲倦，常感到精力不足、体力不支，常述说躯体不适，有疑病倾向；

不适应性格：对于新环境的适应能力差，人际关系差，判断和辨别能力不足。在不良的社会环境影响之下，容易发生不良行为；

爆发性格：平时性格黏滞，不灵活，遇到微小的刺激即引起爆发性愤怒或激动；

强迫性格：强迫追求自我安全感和躯体健康。可有程度不同的强迫观念和强迫行为。强迫性格的人易发展为强迫症；

攻击性格：性格外向、好斗。情绪高度不稳定，容易兴奋、冲动。往往对人、对社会表现出敌意和攻击行为；

癔症性格：心理发展不成熟，常以自我为中心。感情丰富而不深刻。热情有余，稳定不足。容易接受暗示，好表现自己。这种性格的人，容易发展为癔病。

（2）情感缺陷。常见的情感缺陷有下列几种。

焦虑状态：对待周围的事物、人际关系等表现出紧张和忧虑的情绪、自寻烦恼、杞人忧天。当事人并没有轻生意识，反而具有强烈的生存欲望，但是对自己的健康和疾病忧心忡忡。情绪经常处于忧郁、沮丧、悲哀、苦闷状态。常有长吁短叹和哭泣表现。这种人缺乏生活的动力和情趣，生存欲望低下；

疑病状态：总认为自己身体有病，求医心切；

躁狂状态：活跃、好动、兴奋、动作多，交际频繁，声音高亢，有强烈的欣快感。这种状态易发展为躁狂症；

激情状态：经常呈现出激情状态，应视为心理缺陷；

淡漠状态：对外界客观事物和自身状况漠不关心、无动于衷。在人际关系方面表现为孤独、不合群；

幼稚状态：心理年龄明显落后于实际年龄。情绪幼稚化，表现出"老小孩"式情感；

反常状态：情感反常、不协调，甚至出现矛盾的情感状态。

2. 变态心理

变态心理是指人的心理与行为的异常，亦称病态心理。心理是就感知、记忆、思维、情感、意志、能力、性格等各种心理现象的总体而言。行为则指人的各种活动，不仅包括那些能够被人观察或测量的外显活动，也包括那些间接推知的内隐活动。变态心理表现为个体心理变态的主要标志是心理障碍，心理障碍是各种不同的心理和行为失常的总称。变态心理不只限于精神病人的心理变态，也指个体心理现象的异常。根据心理障碍的表现，变态心理可分为以下几种。

智力落后：智力水平与思维活动明显低于正常人，表现出学习和社会适应能力缺陷；

人格障碍：人格明显偏离正常轨道，并表现出适应不良的行为障碍。例如，酒瘾、反社会行为等；

精神疾病：精神疾病是一种严重的心理变态，已失去对客观现实的理解或对外界的接触能力。例如，精神分裂症；

缺陷心理障碍：指大脑或躯体缺陷而引起的心理障碍。例如，大脑发育不全所导致的心理障碍、聋哑盲人的心理障碍等；

心身障碍：由社会心理因素而引起的躯体障碍。例如，高血压病等；

特殊条件下的心理障碍：在催眠、暗示、气功、某些药物作用下出现的心理障碍。

因此，生活中的人们，如果你有以上几点中的一点或者几点表现，那么，你可能心理不健康了，需要认真对待，在自我调节无效的情况下，有必要寻求医生帮助。

试图消灭心理问题并不可取

在很多方面，现代心理学与传统心理学持有不同的观点。就心理问题的治疗而言，传统心理学认为，心理咨询和治疗的目标就是将对方的心理问题消灭，然而，很多传统心理学家不曾预料到：就好像是暴风雨后即将泄洪的水库，你堵住了左边出口，右边出口又漏水，很快，上面也快决堤了，结果是越堵问题越大。例如，某个嗜赌的赌徒，通过心理医生的治疗，他好赌的问题解决了，但没过多久，他又开始抽烟成瘾，也许他又去寻找医生的帮助，他的烟瘾也戒除了，但又没过多久，他很可能会暴饮暴食，于是，问题在不断解决，新问题也在不断产生，这大概就是现实生活中人们常说的"治标不治本"。

在心理催眠界，艾瑞克森是泰斗级的人物，在他的治疗经历中，曾经有一位强迫症患者。他找到艾瑞克森并说自己患有强迫症，因为每天出门前，他总是会不断检查门是不是已经锁好了，并且，他常感到自己缺乏力量，感觉无力应付外界的干扰。

接下来，艾瑞克森继续了解了一些情况，然后告诉他："这很好呀，安全意识很到位，在你暂时无足够能力应对外界时，我们也认为这样能帮助你解决某些问题，所以，暂时来说，我认为你并不需要戒除这一好习惯。只不过……"

"只不过什么？"这让这名患者感到很惊讶，此时，他睁大了眼睛，想知道艾瑞克森的"只不过"后面的答案是什么。

艾瑞克森说："只不过，只是检查门还不够吧，因为即便你已经锁好了门，但如果盗贼真的要进屋的话，还可以使用其他方法。所以，我认为，为了保险起见，你最好在门的后面放一根粗棍子，另外，你还要加强身体锻炼，让自己的身体更强壮，只有这样，你才能与盗贼抗衡，不是吗？"

艾瑞克森说完，发现患者轻轻地点了点头，这表示对他的观点认同。

按照艾瑞克森的建议，这位患者回家后就在门的后面放了一根粗棍子，并开始锻炼身体。因为只有这样，他才能足够强壮，才能拿起棍子去抵抗盗贼。

后来，他又来找了几次艾瑞克森，在这几次的沟通中，艾瑞克森交给他很多寻找安全感的技能，如如何报警、怎样和邻居建立更友好的关系、遇到灾害该如何逃生等。渐渐地，他不再关心门是否锁好，因为此时他觉得自己已经有足够的能力给自己安全感了。

很明显，上面这一案例与传统的心理治疗方法不同。这里，艾瑞克森并没有否定患者总是检查门是否锁好这一做法是滑稽的，也没有试图消灭这一心理症状，而是先认可了其心理状态的必要性，这是一种尊重患者对安全的需要，接下来，他才开始支持和帮助对方，让对方逐渐建立起安全感。

其实，艾瑞克森的这一方法可以运用到很多其他情况中，如一个女孩因为太胖被男友嫌弃，此时的她正疯狂减肥，如何使她调整心理？此时，你最好认可和接纳她的做法，支持她减肥，再逐步帮助她获得被爱。

下面我们来更详细地谈谈其心理原理。

我们都知道，人在产生某种负面情绪的时候，通常都会找到宣泄的方式，如一个人在愤怒的情况下，可能会摔东西、骂人甚至是打人，也有人会去求助于自己最信任的人，方法很多，但不管是哪种方式，他总是在表达自己的愤怒。

同样，当一个人内心缺乏安全感或者感觉不被爱的时候，他们也会有所表现，如案例中的总是检查门是否锁好的患者，女孩因为胖被嫌弃而疯狂减肥等，只是他们的表达方式已经超出了常态，这在心理学上被称为心理症状或者症状性表达。

除此之外，还有一点，就是数量的多少，我们称之为表达方式范围很小，

还以上面两个案例为讨论对象，他们的表达方式都只有一种，也别无选择。

如果一个人受了委屈，却因为某种原因，我们告诉他不准哭、不许闹，更不许对别人有情绪，那么，在无法表达的情况下，更严重的心理问题就产生了。到这里，我们就可以下结论：试图单纯地减少表达，消灭某些心理症状，不是明智之举。

可能你会产生疑问，既然消除心理症状不明智，那为何不直接将心理问题从根本上消除呢？这样就能"治标也治本"了。乍一听，这句话十分有道理，但这句话是完全建立在消除人类各种需要的基础上的，可以说是滑稽的。我们都知道，人有各种需要，有些是必需的，有些则是非必需的，如对生存的需要、对爱的需要等，可以彻底消除吗？也许是可以的，但你的人生就不会完整了，你就会变成和机器人一样没有感情和情绪，你的人生也会失去色彩。

可见，面对各种心理问题，我们不仅要看到其心理症状，更要看到其症状背后所要表达的需要。很多时候，我们完全不必费尽唇舌地处理心理问题的根源，只需要认同并扩大其表达范围的方式，将其内在动力或能量引导到建设美好未来这个方向上来。

可见，在心理自愈这一方面，你应扩充自己的表达方式，这样，你的身心会更健康，你的生活也会更添色彩。

第 2 章

掌握心理自愈疗法，做自己最好的心理医生

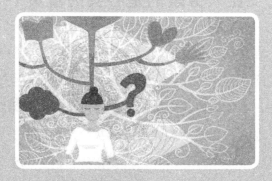

我们都知道，现代社会，随着生活压力的加大和生活节奏的加快，与身体一样，人们的心理也出现了亚健康状态，一些人甚至出现了心理问题或心理疾病，对我们的生活、工作和对人生幸福的追寻产生了一定的负面影响，对此，我们可以掌握一些治愈自己心理的方法，只有把自己历练成一个快乐、阳光、积极、坚强的人，这样才能做好迎接明天的准备。

让人劳累的是心头的重负

人生苦短，有喜就有悲，正如天气有晴有阴一样，阳光不会一直照耀着我们。正如旅途一样，生命之旅也不会一帆风顺，总会有羁绊出现。那些羁绊、不如意，难免会使我们的心头产生重负，但如果我们在人生的路上一直放不下，那么，我们的世界将充满灰暗，我们也会感到身心俱疲。事实上，无论过去发生了什么，我们都要宽待自己，都要做到不念过去，要朝前看，只有这样，我们的旅途才会充满阳光。

的确，一个人生活的快乐与否，完全决定于个人对人、事、物的看法如何；因为，生活是由思想构成的。如果我们能积极向前，想的都是欢乐的事情，我们就能欢乐；如果我们想的都是悲伤的事情，我们就会悲伤。的确，人生在世，快乐地活着是一生，忧郁地过也是一生，是选择快乐还是忧郁？这完全取决于做人的心态，正确的做法就是不断地培养自己乐观的心态，远离悲观，它既是一种生活艺术，也是一种养生之道。

我们来看下面这个故事：

从前，在一座古寺庙里，有一位德高望重的老禅师叫法正，他所在的寺庙常年香客络绎不绝，因为大家都前来找他答疑解惑，或者拜他为师。

一天，古寺庙来了几十个人，这些人面目可憎，他们告诉法正禅师自己都活得很辛苦、很痛苦，希望法正禅师能给他们指点迷津，让他们摆脱痛苦。

法正禅师听说他们的痛苦后，笑着对他们说："我屋里有一堆铁饼，你们把自己所仇恨的人的名字一一写在纸条上，然后一个名字贴在一个铁饼上，最后将那些铁饼全都背起来！"大家虽不明就理，但都按照法正禅师说的去做了。

于是那些仇恨少的人就背上了几块铁饼，而那些仇恨多的人则背起了十几块甚至几十块铁饼。

一块铁饼有两斤重，仇恨轻的人背上就有几斤重，而那些仇恨重的人背上则有几十斤重，因此这些人背着铁饼，难受至极，不一会儿就大喊受不了："禅师，能让我放下铁饼来歇一歇吗？"法正禅师说："你们感到很难受，是吧！你们背的岂止是铁饼，那是你们的仇恨，你们的仇恨你们可曾放下过？"大家不由得抱怨起来，私下小声说："我们是来请他帮我们消除痛苦的，可他却让我们如此受罪，还说是什么有德的禅师呢，我看也不过如此！"

法正禅师虽然人老了，但是却耳聪目明，他听到这话一点儿也不生气，反而微笑着对大家说："我让你们背铁饼，你们就对我仇恨起来了，可见你们的仇恨之心不小呀！你们越是恨我，我就越是要你们背！"有人高声叫起来："我看你是在想法子整我们，我不背了！"那个人说着当真就将背上的铁饼放下了，接着又有人将铁饼放下了。法正禅师见了，只笑不语。终于大部分人都撑不住了，一个个悄悄地将背上的铁饼取些出来扔了。法正禅师见了说："你们都感到无比难受了，都放下吧！"大家一听立即就将铁饼放了下来，然后坐在地上休息。

法正禅师笑着说："现在，是不是觉得轻松多了？其实，你们的仇恨就好像那些铁饼，你们一直背负着它，就感到很难受、很痛苦。如果你们像放下铁饼一样放弃自己的仇恨，你们也就会如释重负，不再痛苦了！"

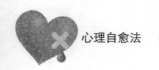

大家听了不由得相视一笑，各自吐了一口气。

法正禅师接着说道："这些铁饼，你们才背了一会儿就感到难受至极，那么，如果背一辈子呢，怎么受得了，而现在，你们心中还有仇恨吗？"大家笑着说："没有了！你这办法真好，让我们不敢也不愿再在心里存半点仇恨了！"

在我们的生活中，不少人都把曾经的仇恨、悲伤、嫉妒等各种情绪放在心上，但这些负面情绪正是让我们劳累的重负，如果你不愿意放下，那么，就是跟自己过不去，就是让自己受罪。如果你心头有重负，不妨放下吧，你会发现，你就像卸下了一块大石头一样轻松。

其实，我们每个人都有过去，甚至大多数时候，这些过去是悲伤的，只不过有的人愈合得天衣无缝，有的人留下累累疤痕，有的人在小小不然的刺激下，就面目全非。我们可以受伤，我们可以流血，但我们要在最短的时间内医治好自己的伤口，尽可能仍旧如新，没有幸福，谁也别想留住健康。

尘世之间变数太多，事情一旦发生，就绝非一个人的心境所能改变。伤神无济于事，郁闷无济于事，学会调整自己的心态，才是最好的选择，我们每个人都要学会做自己的心理医生，学会将心头的重负卸下来，只有这样，才能找到快乐，获得幸福。

保持心理健康，走出心理牢笼

我们都知道，人的心理也和身体一样，是有一定的承受负荷的能力的，一旦超过了承受能力，就会造成心理的创伤。此时，人的心理状态和精神面貌都会产生消极的影响，在我们的生活中，这样的情况随处可见。

美国心理学家协会的心理学家经过研究和分析后得出一点，人们可以通过自我心理治疗的方法来清除心理阴影。下面我们来看看陈娟女士的故事：

陈娟今年 36 岁了，带着一个 5 岁的儿子天天。一年前，儿子 4 岁的时候，她和老公离了婚。离婚之后，陈娟的心情特别差，如果不是为了儿子，她甚至一度想到自杀。当初，陈娟之所以和老公离婚，是因为老公有了第三者。因此，陈娟对这件事情久久不能释怀，即使离婚之后，只要想起这件事情，她就想歇斯底里地发作一番。的确，对于任何女人而言，都很难容忍自己的老公出轨。为此，陈娟变得越来越抑郁、暴躁。离婚一年多之后，曾经有很多人给陈娟介绍过对象，但是，陈娟觉得自己离婚了，还带着个孩子，所以根本不可能找到真心爱自己的人。就像当初，她和老公也是自由恋爱的，感情非常好，但是现在却以这种局面收场。所以，陈娟对婚姻失去了信心，也对自己失去了信心。她一个人带着孩子艰难地生活着，每到夜深人静的时候，想起往事，陈娟总是心如刀绞。

转眼之间，又过了两年。一个偶然的机会，陈娟认识了吴凯。吴凯比陈娟小两岁，一直单身。吴凯很喜欢天天，每到周末的时候，就会主动要求带天天出去玩。和妈妈在一起生活久了，天天刚开始的时候很胆小，但是自从和吴凯出去玩之后，变得越来越开朗、自信了。其实，陈娟知道吴凯的心思，不过，她还是很害怕，不相信吴凯是真心接受天天的，更不相信吴凯是真心喜欢自己的。即使是真心的，她也不相信吴凯这是考虑成熟的决定，而认为吴凯所做的一切只是一时冲动。虽然陈娟表面上很平静，但是内心却很痛苦，她一直在挣扎，不知道自己到底是应该接受吴凯，还是不接受。后来，陈娟开始阅读一些心理学书籍，寻找心理自愈的方法。

一次，忙碌之余，她按照书上介绍的方法开始进行自我暗示："你想象一下，在某个周末的下午，阳光和煦，吴凯带着你和天天，开车来到野外，你的身后是一片草地，你们在草地上玩耍、嬉戏，吴凯为你和天天拍照……"想到这里，陈娟的嘴角流露出一丝微笑。

陈娟明白，自己内心是喜欢吴凯的。

后来，陈娟将自己的经历告诉了闺蜜刘阳，刘阳对她说："我想，你应该承认，你对吴凯是有好感的，是吗？"陈娟不好意思地点了点头。

刘阳继续说："其实，你的心结在于你不相信有人会真的爱上一个离婚的而且还带着孩子的女人。"陈娟又沉默地点了点头。

"你应该对自己有信心。即使你离婚了，还带着孩子，而且还遭遇过一个男人的背叛，但是这并不意味着你不能开始一段新的感情，也并不意味着世界上没有地久天长的爱情。实际上，不是别人接受不了你，而是你自己没有接受自己，你太介意离婚的经历了，所以才会觉得每个人都介意。而真相是，爱情是这个世界上最神奇的东西，很多时候，真爱能够摒弃一切世俗的观念。你要相信，如果一个人爱你，他爱的就是现在的你，虽然离过婚，还做了母亲，但是你有小姑娘所没有的成熟，而且历经沧桑之后，你必然更懂感情。只要你从心底里接受了自己，你就不会再感到犹豫和纠结了。"听了刘阳的疏导，陈娟解开了心结，决定重新面对生活和爱情，也决定和吴凯正式地相处一段时间。让她想不到的是，她刚刚从心底里放下了自己之前的经历，就感到非常轻松。和吴凯在一起，她找到了初恋的感觉。

正如故事中陈娟的闺蜜刘阳所说，很多时候，自己是自己最大的障碍。故事中的陈娟，之所以那么痛苦和纠结，就是因为没有接受自己过往的经历，并且耿耿于怀。在进行了自我调节后，她解开了心结。

其实，很多时候，一个人不能以正确的心态去面对生活，不能心平气和，是因为他们存在某种心理阴影。荣格曾经问过，你到底是想做一个完整的人，还是想做一个好人？无疑，在这个世界上根本就没有十全十美的人，因此，每个人身上都有连自己都不愿意触碰的阴暗面，是的，就是这样，不仅亲人、朋友不愿意接受，连我们自己也不想面对。那么，我们该如何发掘并且赶走这些心理阴影呢？

心理学家的建议是，我们每个人都可以当自己的心理医生，运用心理自愈法，能使人处于完全放松的状态，能让人卸下伪装、袒露自己的心声，也能让人正视自己的心理阴影，从而逐渐摆脱和克服它。

找出痛苦的症结，保持心理健康

　　研究发现，很多有精神问题的患者患病是有一个过程的，他们的潜意识中长期存在一些被压抑的情绪体验，或者曾经受到过某种心灵的创伤，并且，这些焦虑症状早以其他形式体现出来，只是患者本人没有对自己的情况引起重视。

　　精神分析学创始人、著名心理学家弗洛伊德曾说过这样一句话："人们所有的心理疾病其实全部是来源于被压抑的本能欲望或者错误转换在潜意识中形成的一种错误的暗示。"那么，如何删除错误的暗示呢？这就需要我们学会心理自助。

　　为此，在心理自愈的过程中，我们建议，要保持心理健康，首先要找到心中痛苦的症结。

　　小刘是一名品学兼优的学生，他马上就要硕士毕业了，但一直以来，他的心里都有解不开的结，他很不合群，总是莫名其妙地悲伤，他也不知道什么原因。最近，他在网上无意间发现，原来催眠是一项神奇的技术，也许可以帮助到自己。

　　于是，这天，他来到了催眠室，在催眠师的引导下，他进入了催眠状态，并道出了自己心中的苦楚。原来事情是这样的："其实，以前我的人际关系很好，即使现在，其实大家也不讨厌我，我一直比较乐观、阳光，只有一件事使我很痛苦，就是自己是乙肝病毒携带者，自卑过，担心自己即使

念到硕士，还是找不到工作，我是从山沟里走出来的，怕父母失望。这病是我经过的最痛苦的事情了。"

在利用催眠法找到了小刘的症结，等小刘从睡梦状态清醒后，催眠师继续说："其实，小刘，你知道吗，你这件事和很多事情比，根本不算什么，我就知道前些天在你们学校，有个男孩出车祸了，居然一夜之间成了残疾人，其实，你比他幸福得多。不过我很荣幸，今天你能把这些话都告诉我。你可以多去孤儿院、敬老院看看，去感受真实世界的生活，半个月以后，你再来找我。"

按照催眠师的话，半个月以后小刘又来到了催眠室，但是此时的他好像完全变了一个人似的，精神状态好了很多，他还告诉催眠师，原来这个世界上比他悲惨的人太多了，自己的事根本不值一提，最近，他已经提前和一家外企签约了，新生活很快就来了。

这则事例中，催眠师通过催眠法找到了小刘痛苦症结，再进行心理疏导，进而让他摆脱了痛苦的心理。

心理学家指出，心理催眠能放松人的身心，让人进入无意识状态，求助者能把自己的身心完全交给催眠师，把催眠师当成最信任的人，进而愿意将心底所有的秘密告诉催眠师，并愿意接受催眠师的意见和指导。

事实上，很多数据和事实一再说明了这样一个令人感到遗憾和痛心的现象：有心理障碍甚至心理疾病，并最终想不开的人，大多数都是从来没有寻求过心理帮助。我们发现，在现实生活中，一些人之所以选择了轻生的道路，就是因为他们有过多的心理压力而又不选择倾诉。现实中多数人选择回避自己的心理问题，不去勇敢地正视和面对它，没有积极地进行规范治疗，结果导致悲剧事件屡屡发生。

因此，生活中的我们，一旦发现自己有焦虑情绪，就应该学会心理自助，学会自我调节、自我调整，把深层意识中引起焦虑和痛苦的事情发掘出来，必要时可以采取合适的发泄方法，将痛苦和焦虑的根源尽情地发泄出来，经过发泄之后症状可得到明显减缓。

弗洛伊德曾说，人都是有人格的，人们现实生活中的人格是"转换模式的集成"，人也都是有本我的，一个人的本身代表着的就是本能欲望，我们要根治心理疾病，是不能消除欲望的，在这样的情况下，我们也就只能删除人的转换模式了，然后，我们要重新塑造出一个人的人格，也可以说，重塑人格是解决所有问题的关键，只有做到这一点，一个人才会否定从前的自己，肯定现在的自己，才能重新为人。

因此，我们要获得心理上的健康，就要找到心理问题的症结，方法有很多，如自我暗示，自我催眠，回忆，但无论如何，作为我们自身，要想塑造全新的自我，就要愿意改变并真正做出实际努力，这样，每个人的心理疾病就都是可以被治愈的。

心理自愈是保持身心健康所必需的

我们都知道，现代社会，越来越多的人出现了心理上的亚健康状态，为此，近年来，越来越多的人开始接触并学习自我心理治疗。并且，中国人也常说，防患于未然，任何事都要居安思危，也就是说，最好在问题未发生就找到预防措施，这是解决问题的根本。这就好比婴儿在刚出生时会进行很多种疫苗的注射，因为父母知道，与其花很多钱去治病，还不如做好疾病防范工作。然而，让现代社会的人们感到困扰的绝非只是生理上的疾病，还有很多心理问题。

生活中，我们每个人每天都要为生计奔波，都要面临繁重的工作压力，常常需要周旋于各种应酬场合，会感到压力大、身心俱疲，因此我们很少

花时间来进行身心的调节。但你发现没有？立身于尘世中太久，你是否经常有种孤独、寂寞、窒息的感觉？你不知道自己要的到底是什么样的生活？你的心是否曾经被一些自私自利的狭隘思想笼罩过？你是否已经变得人云亦云？为此，处于闹市中的我们，都要做到给自己一段独立思考的时间，对此，心理自愈就是保持身心健康的最佳方法之一。

下面，我们就来看看心理自愈对身心健康的重要作用。

1. 健心减压，离不开心理自愈

你曾经是否有过这样的感受：夜晚下班回家，远离了应酬，远离了工作，你倒头躺在沙发上，将双脚抬起来，任意地摆放着，或者可以跷个二郎腿，你不用担心会有人说你没有教养，接下来，你可以随便找本杂志盖在脸上，闭上双眼，让眼睛也好好享受一下，然后你可以放一段自己最喜欢的音乐，打开你的心，任凭思绪纷飞，你的记忆库被打开，开心的和不开心的回忆都会跑出来，想到忘情之处，脸上有温热的液体慢慢滑下，你也不知道这是幸福还是痛苦，但你已经深陷其中。徜徉在记忆的迷宫里，享受着亲情、友情、爱情，正如炊烟袅袅升起。

其实，这就是一种自我治疗，进入放空的状态，我们能忘记所有烦恼，能看到最为简单和质朴的快乐，然而，都市生活中的人们，又有多少懂得通过这一方法来减压呢？

曾经有位事业有成的年轻人，他在朋友的劝说下来看心理医生，因为他觉得自己的工作压力太大了，心灵好像已经麻木了。

诊断后，医生证明他身体毫无问题，却觉察到他内心深处有问题。

医生问年轻人："你最喜欢哪个地方？""我不清楚！""小时候你最喜欢做什么事？"医生接着问。"我最喜欢海边。"年轻人回答。医生于是说："拿这三个处方，到海边去，你必须在早上9点、中午12点和下午3点分别打开这三个处方。你必须同意除非时间到了，否则不得打开。"

于是，这位年轻人按照医生的嘱咐来到海边。

他到达海边时，正好9点，没有收音机、电话。他赶紧打开处方，上面写道："专心倾听。"他开始走出车子，用耳朵倾听，他听到了海浪声，听到了各种海鸟的叫声，听到了风吹沙子的声音，他开始陶醉了，这是另外一个安静的世界。快到中午的时候，他很不情愿地打开第二个处方，上面写道："回想。"于是他开始回忆，他想起小时候在海边嬉戏的情景，与家人一起拾贝壳的情景……怀旧之情汩汩而来。近下午 3 点时，他正沉醉在尘封的往事中，温暖与喜悦的感受使他不愿去打开最后一张处方，但他还是拆开了。

"回顾你的动机。"这是最困难的部分，亦是整个"治疗"的重心。他开始反省，浏览生活、工作中的每一件事、每一个状况、每一个人。他很痛苦地发现他很自私，他从未超越自我，从未认同更高尚的目标、更纯正的动机。他发现了造成疲倦、无聊、空虚、压力的原因。

这个事例中，这位年轻人接受医生的建议来到海边，进行了自我引导和暗示，通过倾听、回想、回顾这三个过程，最终认识到了自己的缺点——自私、从未超越自我，这就是他感到空虚、压力大的原因。

心理学家曾说过："人是最会制造垃圾污染自己的动物之一。"正如清洁工每天早上都要清理人们制造的成堆的、有形的垃圾一样，我们要想彻底消除倦怠，也必须经常进行自我反省，时刻清洗心灵和头脑中那些烦恼、忧愁、痛苦等无形的垃圾，真正让自己时刻心如明镜、洞若观火，以最好的状态投入工作，而释放这些不健康的心灵毒素的方法之一就是自愈。

2. 心理自愈是保持身心健康和完整所必需的

现今社会竞争之激烈早已不容分说，然而正因为如此，人们变得越来越理性，逐渐收起自己的感性，这一做法被很多人赞同，然而，随着时间的推移，会造成人们情绪的堵塞，无法得到释放而累积，另外，为了逃避自己的情绪，这些人又会更加理性，结果就像滚雪球一样越滚越大。正如

很多人说的：“我活得就像个机器人。”

所以，要保持身心健康，就要保持自己的情绪通道是畅通的，每天的负面情绪都能得到及时释放，这样才能身心轻松，快速恢复活力。在正常情况下，我们需要周期性地进行自我调节，来保持情绪通道畅通。

总的来说，作为现代社会的人，不管你愿不愿意，心理自愈都是保持身心健康所必需的，我们也有必要学习和将其运用到平日的生活里，从而运用它来进行身心调节。

一切已成为过去，别让过去成为你的包袱

莎士比亚说过：“聪明的人永远不会坐在那里为自己的损失而哀叹。他们会用情感去寻找办法来弥补自己的损失。”因此，请抛却那些失败之后的不安吧，如果你想取得最后的成功，就必须破釜沉舟，就必须勇于忘却过去的不幸，开始新的生活。

曾经有人对人生做了一个很恰当的概括：人的一生可简单概括为昨天、今天和明天。这“三天”中，“今天”最重要。因为“昨天”已经成为事实，再去追悔已经无济于事，而对于“明天”的事，我们谁也不能打包票，因此，我们要做的就是活好当下！

本节将要谈的是，我们该怎样面对自己的过去才对自己最为有利，使其不至于变成包袱拖累自己，这样才能将过去转化为经验资源和建设美好未来的智慧。

袁先生原本有个美满的家，有个美丽的妻子，但就在他三十岁那年，命运跟他开了个玩笑，刚怀孕五个月的妻子在家中摔了一跤而流产。后来，妻子就被诊断出患有不孕症。整天郁郁寡欢的妻子又在一次交通意外中丧

生。一段时间下来，袁先生早已心力交瘁，但他还是坚持努力工作，并担任了几个小公司的兼职顾问，虽然很劳累、很操心，甚至很压抑，但是他未流过一滴泪，朋友们都夸袁先生是个硬汉！

后来，袁先生感觉自己的头总是很疼，吃了一些头疼药也无济于事，朋友推荐他去求助心理医生。心理医生告诉他，他内心的悲痛压抑太久了，如果想哭，就哭出来。在医生的建议下，他将长久以来压抑在心中的苦楚全部以泪水的形式宣泄了出来，整个人也轻松了很多。

很显然，生活中和袁先生一样有类似经历的人有很多，如果背着过去沉重而巨大的心理包袱是无从谈未来的，要开启全新的人生，就必须丢掉这些包袱，从接纳并尊重自己的过去开始。

有一篇日记这样写道：

刚开始的几天心里真的很难受。我是一个很固执的人，认为自己再也走不出记忆了。现在我都不太清楚那些天是怎么过来的，曾经我强迫自己去忘掉，可是越是这样，那些画面在我的脑海中就越清晰。悲伤、难受这些词根本无法诠释我当时的心情。也不知道是从什么时候开始我接受了这个事实，不再刻意地去想以前，我努力地生活，努力地让自己快乐，关心着身边的每一个人，渐渐地让自己走出来了，偶尔听别人提到他，也忍不住去关心一下，但是我知道这已经与爱情无关了。

恐怕很多人在爱情之路上都曾经受过伤，也都有过这样一段"疗伤"的经历。人活于世，谁都有不愿提起和想起的伤心往事，这被人们称为"旧伤"。它不像电脑程序一样，可以被人删除、剪切，只能靠我们自己来修复。那么，我们该怎样从心理的角度"修复"那些旧伤呢？

心理学家指出，要修复自己的心态，调整自己的状态，就要接纳和尊重自己的过去和昨天，因为下一秒，现在也将变成过去。

如果你能减少抗拒的时间，那么，你就能较早地走出来。例如，当你

的亲人去世了，你肯定会伤心、痛苦，但如果你能告诉自己："逝者已逝"，那么，你会逐渐变得平和起来。反过来，对于既定的事实，你越是长时间抗拒，越是会痛苦，你处于低潮期的时间就会越长。只有接纳，才能摒弃消极不安的状态。接纳并不是意味着"算了，认命吧""我不会再有什么发展了""接受这种状态吧"，而是一种积极进取的态度，只有不断地采取行动，才能取得理想的结果。

所以，对于糟糕的昨天，我们应该选择接受它，我们越是抗拒，越是无法平和地面对。因此，不要再不断地反问自己："我怎么会这样呢？""我怎么会遇到这种事情"，这样，只会让你的痛苦加剧。

第3章

运用心理暗示这把武器，帮你销毁心灵深处的垃圾

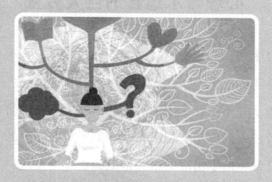

提到心理自愈，就不得不提心理暗示，不得不说，人是很容易被暗示的动物，我们也总是接受着各种积极的和消极的暗示，我们有必要摒弃消极暗示的伤害，善用积极的暗示力量来销毁心灵深处垃圾。我们都知道，人不可能永远处在心想事成之中，生活中既然有挫折、有烦恼，就会有消极的心态和情绪。一个心理成熟的人，不是没有消极情绪，而是善于调节和控制自己。心理专家指出，给自己的潜意识积极正面的暗示能帮助人们改变心理状态，给人精神动力。

心理暗示蕴含的巨大力量

　　心理学中有个名词——心理暗示，心理学家称，心理暗示和自我暗示是人们进行心理自愈的重要方法，那么，什么是心理暗示？

　　其实心理暗示并不是什么深不可测的事物，它指的是，当人们受到了来自外界的或者他人的愿望、态度和信念的影响而产生的一种心理上的反应，是人们在日常生活中出现的最为常见的心理现象之一。这一心理现象发生作用的过程通常是平和自然的，接收的一方也是在无意间产生心理反应的。

　　在我们的生活中，人或多或少地都会受到心理暗示，这也是人的基本心理特性。人类在漫长的进化过程中，逐渐形成了这种无意识的自我保护能力和学习能力。其实，从我们来到这个世界上开始，就有了这种能力，并且一直在使用，它是我们保护和塑造自我的一个强有力的武器。

　　在我们的生活中，我们无时无刻不在接受着来自外界或者他人的暗示。例如，我们去购物时，我们的购买心理会被平日里看到的一些广告所影响，这是一种对我们潜意识的暗示，在广告不断重复的过程中，我们的潜意识中也会累积这些信息，当我们步入商场或者超市时，这些累积的信息就会被激发出来，然后影响着我们的购买行为。

当然，就如同硬币一样，任何事情都存在两面性，暗示也分为积极的暗示和消极的暗示。所以心理暗示产生的影响也是两方面的：消极的和积极的。

　　积极的暗示，对大脑输送的是积极的信息，进而我们的态度也开始积极起来，从中获得力量；相反，消极的暗示，对大脑输送的就是消极的消息，人的心态也就会消极，如自卑、焦虑、沮丧、悲观等。

　　现在，我们已经看到了，心理暗示这一工具具备巨大的力量，它既能成就一个人，也能毁灭一个人，因此，对于我们每个人来说，了解并懂得如何使用它是非常有益的。

　　布鲁尼是一名癌症患者，已经是晚期了，医生宣布他只有一年的生命。在得知自己生病之前，布鲁尼的性格非常内向，过于胆小谨慎，总是担心很多东西。

　　后来，他在朋友的推荐下，认识了一位催眠师，催眠师对其进行引导，让其逐步放松自己的身体。每次从催眠师的工作室走出来之后，他的心情都格外的舒畅，不再去想疾病的事。

　　在接受了数十次的催眠之后，他感到自己越来越豁达了，也逐渐坦然地接受了疾病。

　　到后来，布鲁尼也不再去医院了，他决定不治疗了，因为到了癌症晚期，治疗只能缓解疼痛，除此之外，没有任何用处。很久以来，布鲁尼就很向往到世界各地走一走、看一看。当得知自己只有一年的生命时，布鲁尼毅然决然地放弃了一切身外之物，甚至卖掉了自己的房子，选择了环球旅行。跟着一艘大船，布鲁尼走遍了世界各地，最后，他来到了中国。布鲁尼一直对中国功夫很好奇，尤其是气功。

　　到了中国之后，他找到了一座深山中的寺庙，每日跟随在那里潜心修行的高僧坐禅。经过一段时间的坐禅，布鲁尼惊讶地发现自己原本日渐衰

竭的身体居然渐渐地恢复了力量。他每日跟随高僧吃斋念佛、坐禅诵经，一年多过去了，他已经领悟了很多佛家的道理，精力和气色也越来越好。不过，既然已经放下了，布鲁尼并没有欣喜若狂地去医院检查自己是否已经战胜了癌细胞，而是继续在自己的最后一站——这座中国深山中的寺庙里安心地吃斋念佛、坐禅诵经。

我们不得不怀疑，布鲁尼是不是已经在彻底放空自己之后战胜了癌细胞？当然，答案很有可能是肯定的。其实，癌症是一种心因性疾病，长期的紧张、焦虑、不安特别容易导致癌症；反之，假如一个人积极、乐观、开朗，能够心胸豁达地面对凡尘俗世，自然就能少了很多烦恼，身体也会更加健康。而布鲁尼之所以能获得身体的放松，其实是与接受催眠治疗分不开的。因为很多时候，疾病的产生都与压力有着莫大的关系，当一个人的身心真正释放掉压力以后，身体状况自然会好转。

实际上，一个人无论是因为环境改变、生活状态改变而带来压力，还是因为身体本身压力而引起的疾病，心理暗示都能有效缓解或治疗，就像事例中的布鲁尼一样，如果他没有接受催眠治疗，也许他会和很多癌症病人一样，带着不安、紧张和遗憾离开人世。

所以，在日常生活中，无论遇到什么，我们都要学会在内心做积极的自我暗示，帮助我们进行心理自愈，进而让我们重获新生。

尝试改变，进行健康积极的自我暗示

心理暗示的力量无须置疑，只要写进了我们的潜意识里，都会按照你的愿望——实现。例如，如果你希望事情变糟糕，忧虑就会助你一臂之力。当然，是没有人希望事情变糟糕的，这就需要你往你的潜意识里注入健康积极的元素，以此来代替内心那些让你生病、痛苦、伤心、失望、焦虑等负面的内心独白和对话。

我们千万不能小看了这些内心声音："我能……""我很……""我一定……"，它们能带给你力量。当遇到一些困难的时候，只要你对自己说："我能……""我很……""我一定……"，你就能获得正能量，从而操控甚至是改变自己的人生。

华罗庚是我国著名的数学家。然而，华罗庚小的时候并不聪明，学习成绩也很不好。正因为如此，他在小学毕业时，只拿到一张修业证书，而不是毕业证书。进入中学后，他的数学成绩还是很差，通过补考才勉强及格。

那时候，很多同学都笑话他，甚至说他是"笨蛋""废物"，而这并没有让华罗庚自卑。相反，他暗暗下定决心：我一定可以的，我的数学成绩一定能提高上去。他的自信产生了巨大的力量。他知道自己比别人笨，就用笨鸟先飞的方法，别人学习一个小时，他就学习两个小时。经过不懈的努力，他终成著名数学家。

华罗庚在数学上的成就来源于哪里？来源于自我鼓励和自信的力量。一个人若要获得成功，若要活出精彩的人生，首先要战胜自己，战胜怯弱，战胜自卑！

我们不得不承认，自信的人都是勇者，成功也无不来源于自信。那么，信心从哪里来呢？没有天生的信心，只有不断培养的信心。自信之人的自信来源于他们在内心建立的积极的自我意识，自我鼓励就是有效的方法。

那么，我们该怎样自我激励，以获得信心呢？

1. 和自己比，不和别人比

爱迪生说，自信是成功的第一秘诀，自信心的树立，不在于和别人比，而是拿自己的今天和昨天去比。

在爱迪生上小学时，有一次上劳作课，同学们都交了自己的手工作业，

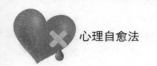

但到了第二天，爱迪生才慢吞吞地交给老师一个粗糙的小板凳。对此，老师的评价是："我想世上不会再有比这更坏的小板凳了。"但对此，爱迪生的回答是："有的。"然后他从课桌下面拿出两只小板凳，举起左手说："这是我第一次做的。"又举起右手说，"这是我第二次做的，我刚才交的是第三次做的，虽然它不能使人满意，但是总算比这两只好多了。"

爱迪生的自信就是在和自己的比较中树立起来的。

现实生活中，大家都习惯了去和别人比较，但山外有山，这样和别人比较下去是没有尽头的，而且会在和别人的比较中失去自信，同时也被周围的环境影响。所以建立自信最关键的一步就是改变自己总是和别人比较的习惯，一旦自己不知不觉地在和别人比较就要提醒自己打住。这是个思维习惯的问题，经过一段时间的纠正肯定能够克服掉。

2. 找到自信心的欠缺处

我们要意识到自己的信心在哪方面是欠缺的，只有找到这一点，才能更好地"查漏补缺"。例如，你是否在工作中感到力不从心，或者当与一个比你更有实力的伙伴合作时，你是否感到自卑？那么这种畏缩与自卑是从何而生的呢？我们必须对此进行认真的反思。

3. 运用积极的自我暗示

首先是有根据的自我暗示，对于自己的优势要不断地在心理上进行强化，对于自己的劣势，需要制订详细的计划进行克服，相信这些劣势经过一段时间后会转变为自己的优势，不管是现在拥有的优势还是经过一段时间能够转变为优势的劣势，都是实实在在的东西，看得见、摸得着，这是自信的基础，是自己很容易就能自信的根据。

另外一种是没有根据的自我暗示，即时刻提醒自己：我是世界上最棒的，我有实力，我有能力，我一定会成功。从现在开始每天早晨起床时、晚上睡觉时，甚至随时随地对自己说上一遍激励自己的话，经过一段时间的积累后一定会有效果的。

4. 客观对待负面信息

影响自信心的负面信息总是随时出现的,对学生而言,最常见的就是自己遇到不会做的题目,对于这类题目不要一概而论,要客观分析,属于自己能力以外的就不要放在心上,即放弃它,而且这类题目在高考中绝对只占一小部分,剩下的经过自己的努力在下次考试中一定可以做出来的。

任何一个人,要想获得自信,就必须认识到一点,那就是真正的自信来自于我们的内心世界,来源于我们的潜意识,改变我们的潜意识,从内心自我鼓励,这些将奠定我们自信的基础。

心理暗示的高度决定成就的高度

在生活中,可能我们都听过一句话:"谎言说一千次变成真理",其实,这是心理暗示的效果。暗示在本质上,是人的情感和观念会不同程度地受到别人下意识的影响。人们会不自觉地接受自己喜欢、钦佩、信任和崇拜的人的影响和暗示。而这种暗示,正是让你梦想成真的基石之一。因此,每一个渴望成功的人都应该明白一点,你有什么样的期望,你就会有什么样的成就,这就是暗示对于自我激励的作用。

多年前,有一位穷苦的牧羊人领着两个年幼的儿子以替别人放羊维持生活。一天,他们赶着羊来到一个山坡,这时,一群大雁鸣叫着从他们头顶飞过,并很快消失在远处。牧羊人的大儿子问他:"爸爸,爸爸,大雁要往哪里飞?""它们要去一个温暖的地方,在那里安家,度过寒冷的冬天。"牧羊人说。他的大儿子眨着眼睛羡慕地说:"要是我们也能像大雁那样飞起来就好了,那我就要飞得比大雁还要高,去天堂,看妈妈是不是在那里。"

小儿子也对父亲说："做个会飞的大雁多好啊，那样就不用放羊了，可以飞到自己想去的地方。"

牧羊人沉默了一下，然后对两个儿子说："只要你们想，你们也能飞起来。"两个儿子试了试，并没有飞起来。他们用怀疑的眼神瞅着父亲。牧羊人说，让我飞给你们看，于是他飞了两下，也没飞起来。牧羊人肯定地说："我是因为年纪大了才飞不起来，你们还小，只要不断地努力，就一定能飞起来，去想去的地方。"儿子们牢牢地记住了父亲的话，并一直不断地努力，他们长大以后果然飞起来了，他们发明了飞机，他们就是美国的莱特兄弟。

这个真实的故事再次使我们坚信：积极的暗示，会对人的情绪和生理状态产生良好的影响，激发人的内在潜能，发挥人的超常水平，使人进取，催人奋进。而积极的暗示来自人积极的意识，安东尼·罗宾也曾经说过："所有人的改变都是在改变潜意识。"所以，潜能大师告诉我们，我们每个人都要从潜意识里喜欢自己，愉快地接纳和肯定自我，这是一个人培养自信心的重要秘诀。

心理学家告诉我们，支撑一个人追寻理想的动力往往是自信。自信是成功的助燃剂，一个人自信多一分，成功就多一分。"人生最重要的才能，第一是无所畏惧，第二是无所畏惧，第三还是无所畏惧"。信心能使得人们具备顽强的意志力，并可能"起死回生"。

然而，要想获得自信，就要从改变自己的潜意识开始，让潜意识为自己服务，可惜的是，很多人终其一生，大概都忽略或者很少发挥潜意识的作用，就连爱因斯坦、爱迪生这样的天才人物，一生也不过运用了他们全部心智的不到10%。

因此，如果你希望自己能够得到重用，如果你希望自己成为一个成功的人，如果你不甘于平庸，就一定要从内心决定做第一。这样在你的意识中你会有信心做到完美，你的个性也才会真正成熟起来。相反，不想做得更好, 就会做得更差。如果你自甘沉沦, 不追求卓越, 懒得提高自己能力, 那么, 你是不会有所进步的。

一个人, 无论做什么, 有必胜的信念, 他就成功了一半。如果你毫无自信, 优柔寡断, 不敢超越环境和自我, 那么你的生活就会一直黯淡无光。越是巴望奇迹来挽救自己的人, 越是不会创造奇迹, 生活中美好的事物历来只和敢于正视现实、迎接挑战、信心满怀的人结伴同行。

当然, 在人生路上, 你不可避免地会遭遇困难和挫折, 如果面对这些能够从容不迫, 沉着冷静, 那么在以后的人生路上就没有什么可以阻止你的了。

人们, 无论任何时候, 都要相信自己, 大胆地做你害怕的事, 现在就去做吧! 为此, 你需要记住以下两点。

1. 鼓励自己, 给自己打气

任何时候, 都要自己给自己打气, 确信自己的看法。心中默念: 我想我可以, 我可以坚持下去。冲破一切艰难, 不要让你的目标消失在你的信念里, 一直打气, 把眼前的事情一件一件地做好, 那么, 你就能一直以良好的状态到达目的地。而这一过程中, 需要有必胜的信念一直引领着你前进。

2. 以积极的心态迎接挑战与困难

一个人如果拥有积极的、昂扬向上的精神状态, 即使身处逆境, 也不会感到绝望, 不会放弃, 能够坦然面对困难, 并积极寻找解问题的办法。其实, 人世中的许多事, 只要想做, 并坚信自己能成功, 那么你就能做成。

总之, 我们任何人都要知道, 积极的自我暗示是对自己的高度肯定, 是成功的基石, 是一种发自内心的强烈信念。一个自信的人常看到事情的光明面, 必能尊重自己的价值, 同时也尊重他人的价值。因为自信是个人毅力的发挥, 也是一种能力的表现, 更是激发个人潜能的泉源。而自信来源于潜意识, 如果你是个不自信、没有勇气的人, 首先就要改变自己的内心,

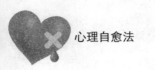

做到肯定自己，让自己成为一个屹立不倒的人。

快乐或悲伤，都是潜意识的选择

在人类的思维中，潜意识是非人格化的，是没有选择的，对于我们给它的指示，是全盘接受的。所以，意识的选择，如想法、前提等，是极为重要的。它们传达给潜意识的，也都是完全不同的，只有选择正确，你的心里才能充满快乐。

所以，心理学家称，一个人的心理状态，快乐或者是悲伤，都是潜意识所传达出来的选择，我们要想获得快乐，就要从潜意识中选择快乐，暗示自己是快乐的。我们要有好的心态，首先就要选择积极的意识。

现在我们来试想这样一幅画面，春日里，循着一片清新的气息，你来到溪畔，晨光洒在娇羞的花骨朵儿上，于是，它们忽然热烈地一层一层漾开绯红的面孔，好像被点燃的火光，与天空推涌泼洒过来的流霞浑然一体，当阵阵沁人心脾的幽香随风拂面，你的嘴角就会自然而然地拉开一条柔和的弧线，微笑其实还是油然而生的一种对生命发现和感激的欢愉。

在你看来，这是一幅美丽的画面，但你生活的周围，却有这样一些人，他们总把眼光盯在那些偶尔飘零的落叶、清溪上飘零的片片香瓣上，于是，他们不禁伤感起来。这样的人慈心厚爱、心思细腻，但却缺乏宽容、辩证的慧智，欢笑对于他们来说只是一件奢侈品。

可能你也会问，该怎样才能具备积极的心态笑对生活呢？其实，这完全取决于我们自身意识的选择，拿破仑·希尔曾讲过这样一个故事，对我们每个人都极有启发。

有一个叫塞尔玛的女人，她的丈夫是一名军官，奉命到沙漠里演习，她也跟着军队驻扎了过去。

平时，丈夫大部分时间都不在，她一个人在军队驻扎的小房子里，天气热得受不了——在仙人掌的阴影下也有华氏 125 度。她也没有朋友——身边只有墨西哥人和印第安人，而他们不会说英语。她孤独无奈，于是写信给父母，她想一走了之，回到自己的祖国和家中。

她很快收到了她父亲的回信，信中只有两行字而这两行字却永远留在她心中，完全改变了她的生活：

两个人从牢中的铁窗望出去，

一个看到泥土，一个却看到了星星。

塞尔玛一再读这封信，觉得非常惭愧。她决定要在沙漠中找到星星。

塞尔玛豁然开朗，她开始了完全不同的一种生活，开始和当地人交朋友，他们的反应使她非常惊奇，她对他们的纺织、陶器表示兴趣，他们就把最喜欢但舍不得卖给观光客人的纺织品和陶器送给了她。塞尔玛研究那些引人入迷的仙人掌和各种沙漠植物、物态，又学习有关土拨鼠的知识。她观看沙漠日落，还寻找海螺壳，这些海螺壳是几万年前，这沙漠还是海洋时留下来的。原来难以忍受的环境变成了令人兴奋、流连忘返的奇景。

是什么使塞尔玛内心发生了这么大的转变呢？沙漠没有改变，当地人也没有改变，但是塞尔玛的念头改变了，意识改变了。一念之差，使她把原先认为恶劣的情况变为一生中最有意义的冒险。她为发现新世界而兴奋不已，并为此写了一本书，以"快乐的城堡"为名出版了。她从自己造的牢房里看出去，终于看到了星星。

因此，在未来的人生路上，无论命运把你抛向任何险恶的境地，你都要毫无畏惧，用你的笑容去对付它！你可以从一个新的角度，来看待一些一直让你裹足不前的经历。你可以退一步，想开一点，然后你就有机会说："或许那也没什么大不了的！"

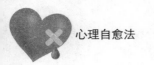

所以，任何一个渴望成功的人，在奋斗之前请修炼好自己的积极心态，这样，在追求人生目标的路途上，你才能做到无论遇到什么事都能坦然面对。

使你感到悲伤的，一般都是过去的、不快乐的记忆，或者是失败，或者是痛苦的过去，或许你也明白，只有放下悲伤才能快乐，但你的内心似乎总是不听使唤，你也无法从过去的悲伤中真正跳出来，对此，你不妨从另一方面思考一下，既然过去了，就让它过去吧，沉溺在悲伤中也无济于事，既然如此，忘记过去的成功与失败，给自己一个全新的开始，我们便会从未来的朝阳里看见另一次成功的契机。记住，无论你在人生的哪个时刻，即使被命运甩进黑暗，也不要悲观、丧气，这时候，你体内沉睡的潜能最容易被激发出来。放下痛苦才能赢得幸福，放下烦恼才能赢得欢乐！

坚决抵制来自外界的消极暗示

可以说，我们每个人从呱呱坠地那一刻起就在接受来自外界的暗示，这些暗示有积极的，自然也有消极的，但由于我们不知道这些消极暗示的负面影响，所以只好被动接受。例如，"你做不到的""你是个失败者""你错了""你太没出息了""你已经老了""你再怎么努力都没用的""事情越来越糟糕了"。而如果你相信了这些暗示，你的生活一定也会变得如此。

我们都知道，消极、负面的字眼会让你产生消极的暗示，导致消极的行为。面对同样难度的事，有的人对自己充满信心，相信自己"很快就能做到"，有的人则缺乏信心，怀疑自己"根本做不到"。两种不同的心态，结果就会大相径庭。前者属于积极的暗示，即使遭遇失败，也不当一回事，只把做得好的印象深深印在脑子里，结果可能很快就成功了；而后者则属于消极的暗示，往往把失败的印象留在脑海中，这样做起来就费力费神多了。

其实，你完全可以在内心建立积极的自我暗示，以此重塑自己的人生观。为此，你需要明白的第一件事是，外界的暗示在自己身上产生了多么大的影响，如果你不能清楚地认识到这一点，那么，它们将继续影响你的行为，制造失败和痛苦。而建设性的、积极的自我暗示则能帮助你从这些负面的影响中走出来，帮助你形成好的习惯，并走向积极健康的人生。

　　小时候，吉拉德的父亲总是给他灌输一种消极的思想——"你永远不会有出息，你只能是个失败者。"这些思想令他害怕。而吉拉德的母亲却相反，她给他灌输的是一种积极的思想——"对自己有信心，你绝对会成功的，只要你想成为什么，你就能做到。"从父母那里，吉拉德时时感受到两种相反的力量，这两种力量一方面令他害怕，另一方面也让他产生信心。而最终，母亲灌输给他的这种思想胜利了，这就是为什么他能实现自己的梦想。

　　因此，永远不要对自己说：我很笨；我根本学不会；我不可能成功；我麻烦大了；我真糟糕；我绝对不行，我肯定会失败；我一定赢不了……消极、负面的字眼会让你得到消极的暗示，导致消极的行为。如果你经常对自己进行积极的暗示，诸如"很快就能学会""我非常棒""我一定能赢"，这样会让你产生积极的思维和行为。

　　心理专家指出，人们负面心态和情绪的产生，很多时候是消极暗示的产物，也就是说，反过来，我们多给自己积极的暗示，是可以提高自信心的。

　　美国亿万富翁、工业家卡内基说过："一个对自己的内心有完全支配能力的人，对他自己有权获得的任何其他东西也会有支配能力。"当我们开始运用积极的心态并把自己看成成功者时，我们就开始成功了。

　　可能很多人会产生疑问，如何才能具备积极的心态呢？其实，自我暗示法能使你从困难和逆境造成的不良情绪中振作起来。当坏心情降临时，你可以用某些哲理或某些名言安慰自己，鼓励自己同痛苦、逆境做斗争。自娱自乐，会使你的情绪好转。

例如，当你遇到了困难，正想放弃时，你可以告诉自己："我是最棒的，我一定能重新站起来""别发火，发火会伤身体"。

另外，语言也是激励自己最好的工具，语言是影响情绪的强有力工具。如你悲伤时，朗诵滑稽的语句，可以消除悲伤。

对此，我们一定要摒除那些消极的习惯用语。

这些消极的习惯用语一般有：

"我好无助！"

"我该怎么办？"

"我真累坏了。"

……

相反，我们可以这样说来激励自己：

"忙了一天，现在心情真轻松"；

"上帝，考验我吧！"

"我要先把自己家里弄好"。

"我就不信我战胜不了你！"

当然，一些积极的信息也能对你起到暗示作用。

另外，我们要主动屏蔽那些负面的、消极的暗示，并且接受正面信息。

每天早上，当你起床后，就要接触那些积极的信息，如果可能的话，和一位积极心态者共进早餐或午餐。不要去看早上的电视新闻，只要浏览一下当天报纸上的几条重要新闻即可，这几条新闻足以让你了解到当今世界的重大新闻。你可以多关心一些与你的工作和生活有关的当地新闻，而对于那些惨案类的新闻，你要管住自己的眼睛，不要在早上就去阅读它们。在开车或者坐车去上班的路途中，最好可以听一些愉快的音乐……而晚上，你不要花大量时间去玩网络游戏、看电视等，你应该多陪陪你的爱人和孩子，向他们讲讲当天的趣事。

还有，我们在内心建立保护屏障的时候，要多用肯定句。我们也许都有这样的经验，骑车时，看到前面有一棵大树，你不断告诫自己："千万不要撞上去。"这时你可能就真的会撞上去。也就是说，你努力想做到"千万不要撞上去"，反而会由于"相悖意象"的法则而遭到失败。正确的想法应该是："我一定能够绕过去。"这样才能进入你的理想状态。因此，应把你的暗示性语言"我不会失败""我不能失败""我不能考砸了""我不能生病""我不能自卑"等改为"我一定会成功的""我一定能考好""我很健康""我很自信"等积极性的语言。

　　总之，无论我们遇到什么事，都不要让消极暗示有机可乘，要拒绝受控。一旦看到那些负面的、消极的暗示袭来，得马上自我保护，提醒自己不能被它影响，你便能歼灭内心出现的消极心态了。

第4章

抑郁症根除法：远离抑郁症的危险边境

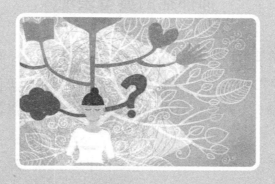

  忧郁是人们常见的情绪困扰，是一种感到无力应付外界压力而产生的消极情绪，常常伴有厌恶、痛苦、羞愧、自卑等情绪体验。长期忧郁会使人的身心受到损害，使人无法正常地工作、学习和生活。为此，当我们出现情绪低落、郁郁寡欢、思维迟缓、兴趣丧失、闷闷不乐、缺乏活力、反应迟钝等情况时，就要注意调节，并选择适当的方法战胜这种消极情绪，从已有的抑郁状态中解脱出来。

抑郁症的典型表现

　　关于人类的健康问题，有一项统计显示，在美国，抑郁症的患病率，与20世纪60年代相比，已经足足高出10倍，发病年龄也从20世纪60年代的29.5岁下降到今天的14.5岁。而许多国家，抑郁症患者的人数也在逐年增加，如1957年，英国有52%的人表示自己感到非常幸福，而到了2005年，只剩下36%。但在这段时间里，英国国民的平均收入却提高了3倍。

　　生活中，当我们有如下三大主要症状：情绪持续低落、思维迟缓和运动抑制的时候，我们一定要引起重视，这表明你抑郁了。抑郁会严重困扰患者的生活和工作，给家庭和社会带来沉重的负担，严重的还会导致抑郁症。它赶走了我们的积极情绪，使我们对周围的人丧失了爱。我们感到自己死气沉沉的，缺乏生气。正如某个抑郁病人所说的："我感到自己是一个空壳。"约15%的抑郁症患者死于自杀。有个抑郁症痊愈者曾经这样陈述自己的经历：

　　我从不认为自己很差，从整体上讲，我不认为自己很糟糕，但我觉得自己像'白开水'。我感觉自己既不是很可爱也不是不可爱，我觉得自己没有任何特别的地方。小时候，我常受到父母的忽视。他们从未虐待过我，也没有关注过我。由于生活中没有人在乎过我，这使我产生了空虚感。

很明显，我们如果长期被抑郁的情绪控制的话，生活将会失去光彩。抑郁的表现形式各有不同，但具体来说，有以下表现。

（1）很多时候感到心情沮丧。

（2）感觉疲惫。

（3）悲观或漠然（对现在和将来的任何事情都漠不关心）。

（4）对于以前的兴趣、爱好也突然间失去兴趣。

（5）无法解释的疼痛（甚至身体上没有任何毛病）。

（6）体重急剧增加或急剧下降。

（7）有犯罪感或无用感。

（8）难以入睡或者过度嗜睡。

（9）经常莫名地有死亡的想法。

那么，抑郁症该怎样治疗呢？

心理专家认为，能否敞开心扉是抑郁症患者能否摆脱抑郁的关键。而抑郁症患者为什么很难做到这一点？因为他们有某种心理上的顾忌，他们不愿意承认自己有抑郁症，更别说去积极主动地配合医生治疗。

其实，作为患者自己，也可以运用心理自愈的方法来改善心理状态。

考研的成绩下来了，林鹏因一分之差，而被清华大学拒之门外。当他得知这个消息的时候，心痛得说不出话来。这一年，他付出了太多的艰辛，最终却以这样的结局收场。他有些接受不了这个事实，接连几天，他的心情糟透了，甚至一度吃不下、睡不着。

一个偶然的机会，林鹏接触了一个做心理咨询的朋友，知道了自我暗示静心的方法。想到自己的脾气越来越暴躁，听说自我暗示可以改善情绪之后，林鹏真心诚意地请教朋友。

正好，林鹏一家租住的房子旁边有一个国家森林公园，学习了自我暗示的方法以后，林鹏经常早起去公园中静坐一会儿。在森林公园里，远离

了闹市的喧嚣，空气特别清新，尤其是早晨，花花草草都羞涩地探出了小脑袋，小鸟的叫声都显得尤其清脆。林鹏喜欢在对着湖水的草地上静坐，依偎着大树，还能听到池塘中小鱼儿吐泡泡的声音，心中很安静、很踏实，那种感觉堪比住在依山傍水的别墅。如此坚持了一段时间以后，林鹏的心境变得越来越平和，他又找回了考试之前的信心，他坚信，在其他学校读研，只要努力学习，一样能学到真知识。

从这个事例中，我们也不难发现，让自己安静下来，学会自我暗示，是改善心理状态、提升自己的最好方法，它还能让我们看清自己，让我们放下昨天的压力，重新面对明天。当然，如果抑郁程度已经大到偏抑郁症的程度，还是应该寻求心理医生的帮助。

可见，生活中，我们每个人都要对抑郁症引起重视，并在日常生活中学会做好心理自愈，改善自己的心理状态，这样才能远离抑郁症，远离健康威胁。

追根溯源，摆脱儿时的阴郁情结

英国《精神病学》杂志上曾经刊登过英国伦敦大学国王学院科学家的一项研究，这项研究的研究群体是出生在 1950 年和 1955 年的 7100 人。研究人员发现，这些人中，曾经在年幼时遭遇过不幸的在性格上更容易造成扭曲，即便是成年后，也很难完全摆脱童年时的阴影，而同时，他们也比一般的人更容易遇到一些因健康导致的下岗问题。

后来，一些心理学家再次指出，如果在童年时期遭遇某些压力或者不幸，很可能会影响人的健康，甚至是早死；而在这些压力或不幸中，贫困和虐待会引发心脏问题、发炎并加速细胞老化。

可见，童年时期的不幸遭遇，会对人们成年后产生剧烈的影响。那么，该怎样摆脱童年阴影呢？

我们先来看下面一个故事：

赵女士如今事业有成，家庭幸福美满，老公也是事业单位的骨干，她还有个可爱的儿子，学习上也从不让她操心。在外人看来，赵女士应该生活幸福、毫无烦恼，但实际上，赵女士却长期失眠，总是会做一些噩梦。受到困扰的她不得不来寻求心理医生的帮助。

后来在专家的催眠术的引导下，赵女士说出了童年的那些不愉快：曾经，她有一个幸福的家庭，父母都是知识分子，她有个可爱的弟弟，她常常带着弟弟和周围的小伙伴嬉戏，说到这里，赵女士嘴角还露出一点微笑。但后来，命运跟她和她的家庭开了个玩笑，在一次车祸中，她的父母双双丧生，剩下姐弟俩相依为命，直到成年后，赵女士凭借着自己的努力在事业上取得了一定的成功，也拥有了一个幸福的家庭。可是，她不快乐，这种挥之不去的痛苦来自弟弟。赵女士的弟弟阿强是个烂泥扶不上墙的人，由于仕途不顺，他自暴自弃，还沾染上了赌博的恶习，并且习惯了对姐姐的依赖。赵女士只得一次又一次地替他还清赌债，她内心无比痛苦，很挣扎，弟弟的不争气让她屡次想放弃帮他，可是每次这种念头出现的时候，就会梦见去世的父母。梦里的她常常觉得愧对父母而大哭，在矛盾心理的折磨之下，赵女士患上了轻度的忧郁症。

对于赵女士的痛苦，心理医生给出了一下建议：

让阿强也接受心理咨询，让他认识到自己已经不是孩子了，不能一辈子在姐姐的保护下生活，认识到自己早已成人，应该承担自己应尽的责任，为自己的行为负责。对赵女士而言，她需要将父母与弟弟区分开。明白父母已经离去，自己不是弟弟的父母，不需要承担父母的责任；她的家庭是幸福的，她应该享受和家人在一起的时光，和他们分享自己的感受，而不

是把注意力放在已经成年的弟弟身上。

从赵女士的经历中，我们更加可以肯定的是，童年时期遭遇的不幸，会对成年后产生深远影响。人类本身就是生活在一定的环境下的，任何一个人不可能完全不受环境影响，而在人的童年时期，人的心智、思想等方面还未成熟，一旦遭遇到某些不幸，如，虐待、失去双亲、受不到关爱等，就很容易导致人格缺陷、性格扭曲等，这也会对他们成人后的人生观、价值观等各个方面产生负面影响。

但是，凡事都有两面性，那些有童年阴影的人，其实完全可以把这些经历转化为人生的宝贵财富与体验。有研究说明，85%的成功者在童年都会遭遇不幸或磨炼，如，美国总统林肯、女作家三毛等世界知名人士一样都是经历过很多不幸的人，但是这些经历并不影响他们的健康发展，反而铸造了他们成为最伟大的人。

所以，无论遇到什么，都不能成为我们消极处世的理由，最重要的是对待生活的态度和挫折承受力的培养。也许你认为自己是世界上最不幸的人，但实际上并非如此，别人可以从阴影中走出来，那么，你也可以。

应该如何走出童年心理阴影呢？心理专家一致认为，我们可以追根溯源，找到心理失调的根本原因，然后进行心理自愈。当然，这需要一个过程，在心理自愈的过程中时，你需要经过先面对，再接纳、包容，然后你才能超越，才能获得健康快乐的心理状态。

寻求朋友的帮助，远离抑郁

有人说，人生如同一次征途，我们独步人生，难免会面对种种困难，在困难面前，我们难免也会悲观失望，甚至看不到一点曙光。但如果我们能听到朋友们的鼓励和支持，就会重获力量，闯过难关。

专家曾研究过，人际关系不好，性格孤僻或跋扈、有缺陷，容易导致抑郁，抑郁又会进一步使人际关系恶化，这是一种恶性循环。

小刘是一名品学兼优的学生，他马上就要硕士毕业了，但一直以来，他的心里都有解不开的结。毕业前，他终于向他多年的好友敞开了心扉。

"其实，以前我的人际关系很好，你也知道，包括现在，我的人际关系也很好，所以，一直比较乐观阳光，只是一件事，我为此痛苦过，就是自己是乙肝病毒携带者，自卑过，担心自己即使念到硕士，怕还是找不到工作，为此也痛苦过，我是从山沟里走出来的，怕父母失望。我一直认为，这病是我经过的最痛苦的事情了，没想到和这件事比，这根本不算什么，前些天，你知道上星期我们班的李继出车祸了，居然一夜之间成了残疾人，我才发现，自己比他幸福得多。能跟你把这些心理话说出来，我心理舒服多了。"

我们发现，很多抑郁者在患病后，因为对抑郁症的了解和认识不足，认为抑郁症是被人歧视的，所以不敢公开病情。而在一定的环境下，一些人确实对患者抱以冷眼或歧视，背后传播流言蜚语，让那些本已伤痕累累的心灵雪上加霜，不敢袒露自己的苦闷。

那么，我们该如何向朋友寻求帮助呢？

1. 自信交往

孤僻的人一般不能正确地评价自己，要么总认为自己不如人，怕被别人讥讽、嘲笑、拒绝，从而把自己紧紧地包裹起来，保护着脆弱的自尊心；要么自命不凡，不屑于和别人交往。孤僻者需要正确地认识别人和自己，多与他人交流思想、沟通感情，享受朋友间的友谊与温暖。

交往中首先要自信。话说，自爱才有他爱，自尊而后有他尊。自信也是如此，在人际交往中，自信的人总是不卑不亢、落落大方、谈吐从容，而绝非孤芳自赏、盲目清高。而是对自己的不足有所认识，并善于听从别

人的劝告与帮助，勇于改正自己的错误。

2. 学会如何与朋友交往

你可以多看一些有关人际交往类的书籍，多学习一些交往技巧，同时，可以把这些技巧运用到人际交往中，长此以往，你会发现，你的性格越来越开朗，你的人际关系也越来越好。同时，你会收获不少知识，你认知上的偏差也能得到纠正。

3. 寻找信任的朋友

只有信任的朋友才会为你保密，真心地帮你解开心结。

4. 不要为朋友带来困扰

你需要寻求帮助的朋友必须是那些内心坚强的人，如果他比你更容易产生抑郁情绪，那么你只会给他带来困扰。

5. 必要时应该寻求心理医生的帮助

如果你觉得你的朋友并没有帮助你脱离内心的煎熬，那么，你应该说服自己，让心理医生来为你答疑解惑。

生活中，来寻求心理治疗的患者多半有两种情况：一种是自己已经认识到问题的存在，自愿寻求帮助；另外一种是在爱人、朋友、父母的支持下来寻求心理医生的帮助，这对于患者的治疗和恢复都有很大益处。

总之，了解抑郁，才能更有效地远离抑郁。越早去面对心理创伤，就会越早走出心理创伤的阴影。而摆脱抑郁，最重要的是与别人交流，敞开自己的心扉，才能找到病候，对症下药。

心理自愈法助你从突如其来的打击中重获新生

通常，很多人在遇到生活的不幸遭遇和打击之后，往往感觉非常的痛苦。这是因为人们内心的欲念没有得到满足，心理期待产生了落差，更有甚者会产生一些心理问题。例如，在失去亲人、天灾人祸或者重大失败面前，一些人可能变得孤僻、自卑、抑郁等。心理学家称，当我们感觉到压抑和痛苦的时候，学会心理自愈法尤为重要，只有让内心平静下来，才能让人获得放松，改变人的情绪，从而让人忘却痛苦和悲伤。

姥姥的突然离世让洋洋着实受了不小的打击。从小姥姥最疼、最爱的就是她，转眼间就阴阳相隔了，洋洋趴在姥姥的坟前整整哭了一天。那一段时间，她特别不想吃东西，不管是啥吃到嘴里都没有味道。身体也一天不如一天。

妈妈看在眼里疼在心里，每天安慰洋洋，但是都不管用，妈妈希望她能尽快从失去亲人的痛苦中恢复过来。但洋洋开始吃什么吐什么，这让妈妈很担心，有一些心理学基础知识的妈妈明白，她的女儿可能抑郁了。不过她知道，女儿未必愿意去看心理医生，所以她打算让女儿自己恢复过来。

一次，她从书店找来一本心理学书籍，书中谈到了抑郁症的自我检测和治疗方法，回来后，故意把书放到客厅显眼的地方。她知道洋洋最爱看书，平时家里买了什么新书，也是让她第一个过目，在这段特殊的时间里，大概也只有看书能让她平静下来，果然，这天回家，洋洋就顺手把书带进了房间。

洋洋很快被书中的故事打动了，她才明白，原来自己也生病了。按照书中提供的方法，她对自己进行了自我催眠。仿佛有个声音在她耳边呢喃：

"现在，你回到了七八岁的时候，那是春天的一个中午，你和一些小伙伴来到村后的草地上，阳光温暖、微风和煦，你们决定就在这里午睡，空气好极了，你觉得自己的身体很沉、很沉，你累得不想睁开眼睛，那就不要睁开，睡吧，没有人会打扰你的，就在这儿睡吧……"

不到十分钟的时间，洋洋就进入催眠状态了，然后她看到了这样的场景：

一束白光照到她的身体上，她的姥姥走了过来，她告诉洋洋："洋洋，我亲爱的孩子，姥姥去天堂了，我知道你会想念姥姥，姥姥的离去让你很悲伤，然而，你知道吗，姥姥希望的是你能好好地生活、学习，这是姥姥最大的愿望。所以，不要再难过了，好吗？姥姥会永远活在你的心里的……"看到这里，洋洋原本紧绷的脸颊舒展开了，虽然眼角流下了一行眼泪。

过了一会儿，等洋洋自己从催眠状态醒来后，心里舒服了很多，她知道，自己是时候走出伤心的过去了。

现在的洋洋每次想姥姥的时候，都会去祭拜，但是她再也不会因为姥姥的离去而食不下咽、精神萎靡了。

后来，在妈妈的精心照顾下，洋洋的身体一边比一天好，皮肤一天比一天白，精神也好了很多。经常和妈妈一起去打球、跳舞。看到女儿开心的笑，妈妈心里甭提有多高兴了。

事例中的洋洋由于无法接受姥姥离世的打击，陷入了深深的痛苦之中，使得精神受到了严重的刺激。在进行了心理自愈之后，她能用正确的心态看待这一事情了，她的身心得到了净化，重新找回了往日的开心、快乐。

可见，学会心理自愈对于预防和治疗抑郁症有很好的疗效，它能让人镇定、安心，能让人平静下来，能让人理智地思考遇到的重大变故或打击等，能让人从悲痛中看到希望，所以，当人们内心被悲伤占据的时候，心理自愈法能治愈人的心灵创伤，让人重新看到生活的美好和希望，能让人重拾信心、重新出发。

挣脱抑郁，让自己快乐起来

有一对姐妹，姐姐玛丽从小就冰雪聪明、乖巧可爱，长大后也如愿做了一名芭蕾舞演员。妹妹瑞秋虽然也长得惹人怜爱，但和姐姐相比，她总觉得自己差了一大截。

连续两次高考落榜后，瑞秋只得上了一所名不见经传的专科学校，自此，本来就有些自卑的心变得更加抑郁，觉得自己一点都不招人喜欢。

邻居有个大哥哥叫杰克，长得帅，又会打篮球，和姐妹两人是青梅竹马的好朋友，瑞秋已经偷偷喜欢他好久了。可是，杰克似乎更喜欢姐姐，因为他经常向瑞秋打听姐姐的事情，为此，瑞秋很伤心。

圣诞夜到了，瑞秋的父母决定举行一次盛大的晚会，邀请所有的亲戚朋友来玩，杰克自然也在受邀行列。

晚会当晚，姐姐盛装打扮，吸引了在场所有男士的目光。瑞秋就像是姐姐的影子，没有人注意。

当晚最令人期盼的时刻就是跳舞的时候了，这一刻，每一个男孩子都可以邀请自己喜欢的女孩子跳一支舞。看着一群男孩子争相邀请姐姐跳舞，瑞秋心想：杰克应该也在等待和姐姐跳舞吧！不想看他和姐姐跳舞，瑞秋决定独自一人到花园走走。

"我可以请你跳一支舞吗？"就在瑞秋准备出去的那一刻，她听到一个温柔的声音对自己说，抬起头，竟是杰克。

"你为什么不邀请玛丽跳舞，她那么漂亮？"舞池中，瑞秋不安地问着杰克。

"她是很美，但每个人都有自己的美丽之处，她像玫瑰，热情大方，但你像百合，纯洁无瑕。相比于玫瑰，我更喜欢百合。"

"那你为什么经常向我打听玛丽的事情？"瑞秋吃醋地问道。

"傻瓜，那是因为我想引起你的注意。"

自此之后，瑞秋再也不会感到抑郁了，因为她终于明白：每个人都有一片美丽的天空，只是抑郁之情遮住了所有的色彩。

每个人都有自己的长处，都有值得自己骄傲和珍惜的地方，星星不会因为太阳的光芒而收敛自己的光芒，小溪也不会因为大海的广阔而停止流淌，人也没有必要因为一点点不如意而整日抑郁。

人，总容易把自己想得很不幸，于是开始为自己没有花容月貌而抑郁，为自己没有财富地位而抱怨，为一场突如其来的疾病而丧失对生活的信心。其实，没有花容月貌，你还有聪明才智；没有财富地位，你还有家庭温情；就算得了重病，你还有机会可以治愈。无论遇到什么，人生总会有一些值得我们庆幸的事，只是抑郁的心情，遮住了蔚蓝的天空，从此，他们开始用抑郁的眼睛看世界。

抑郁，真的是要不得的心理，一代佳人林黛玉因抑郁而香消玉殒，歌坛宠儿张国荣因抑郁而坠楼身亡，央视名嘴崔永元也因抑郁暂离荧屏。在中国，每年因抑郁症而自杀的人已经上升到了 20 万，在美国 2 亿人口中也有 500 万人在服用抗抑郁药物。越来越多的人饱受抑郁之苦，我们应该及时审视自己的心态，倘若真的有抑郁的苗头，就要快刀斩乱麻，将其扼杀在摇篮里。

当你心情郁闷的时候，首先要懂得如何调节自己的心情。你可以约朋友去看一场电影，也可以去看看大海、吹吹海风，又或者给自己放个假去旅游，放松放松心情，再或者找个咖啡厅，坐在窗边，看看路上的行人，想想以前开心的事。那样我们的生活就会到处都是阳光，抑郁就不会在我们心里生根发芽。

自信是抵制抑郁侵袭的一个绝好方法，我们应该善于从自己成功的案例中进行自我肯定，然后激励自己不断挑战新的事物，在紧张和刺激中寻求满足和自我认可。

重新审视一下你自己，你有疼爱你的父母，有爱护你的兄弟姐妹，有对你谆谆教诲的老师，有一份安逸稳定的工作，还有一个疼爱你的丈夫或妻子，一个可爱的儿子或女儿。你拥有了全世界所有的幸福，还有什么理由去抑郁？即使缺少了其中的某一样，但这个世界总归还有让你觉得温馨的情感。

　　生活可以过得很幸福，只要挣脱抑郁的罗网；给自己一个笑脸，世界将五彩斑斓。

第5章

心情调整疗法：用快乐打击灰色情绪

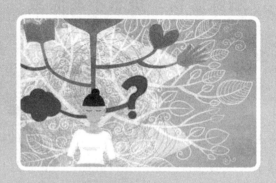

我们任何人，穷其一生，大概都在追求快乐。然而，没有人生来就是快乐的，也没有人生来是悲伤的，快乐或悲伤，其实完全来自我们的选择。心理学家称，我们的意识决定了我们的行为、心态和语言等，而我们是可以决定自己的潜意识的，关键就是要控制你的思想。所以，你在想什么，要变成一个怎样的人，都是由你的思想决定的，我们每个人，都要学会运用积极的自我暗示来进行心理自愈，只有选择积极的思维方式，才会带来好心情，才会获得快乐。

删除悲伤，快乐不期而至

著名潜能开发大师迪翁常常用一句话来激励人们进行积极思考："任何一个苦难与问题的背后，都有一个更大的幸福！"这是他的招牌话。他有个可爱的女儿，但一场意外，让这个可爱的小女孩失去了小腿，当迪翁从韩国的演讲赛上赶到医院的时候，他第一次发现自己的口才不见了。可是女儿却察觉到了父亲的痛苦，就笑着告诉他："爸爸！你不是常说，任何一个苦难与问题的背后，都有一个更大的幸福吗？不要难过呀！这或许就是上帝给我的另一个幸福。"迪翁无奈又激动地说："可是！你的腿……"

小女孩非常懂事地说："爸爸你放心，腿不行，我还有手可以用呀！"

听了这样的话，迪翁虽有几分心酸，可也欣慰不已。

两年后，小女孩升入中学了，她再度入选垒球队，成为该队有史以来最厉害的全垒打王！因为她的腿不能走路，就每天勤练打击，强化肌肉。她很清楚，如果不打全垒打，即使是深远的安打，都不见得可以安全上垒。所以唯一的把握，就是将球猛力击出底线之外！

这个乐观积极的小女孩，在最艰难的时刻，留给人们的依然是微笑，因为她相信父亲的那句话——"任何一个苦难与问题的背后，都有一个更大的幸福"，于是，灾难变得不再可怕，而她本人也更有能力面对那场艰难的挑战。

在人生的路上，在我们追求前方的成功之时，突然被无情的挫折打倒，我们痛苦、悲伤，那些无穷尽的悲伤霎时间袭向我们，当一次次的努力尝试无果的时候，我们就要开始反思了，反思自己是否被悲伤压抑得丧失了原本的能力。

日本作家中岛薰曾说："认为自己做不到，只是一种错觉。"悲伤是一种消极的情绪，它会让你产生挫败感，你会认为自己什么都做不到，而实际上，很多时候，正当你绝望时，希望就在前方。因此，只要你放下悲伤，以积极的心态去面对生活的挑战，你的生命就会有无限的可能。

心向光明，必能走出黑暗

有句名言说得好："即便有第一千次的跌倒，也要有第一千零一次的爬起来。"人生百年，总会遇到些坎坷，就如同哲学上的否定之否定定律一样，人生就是在困难——战胜困难——又一困难——再次战胜困难的循环中度过的，是一个波浪式的前进。我们人生如意时就处在波峰，不如意时就处在波谷，但总体上是平衡的。但是俗话说，人生不如意十之八九，前人都如此，我们也难以逃脱这一规律。

心理学家告诉我们，不管生活多么艰难，不管人生遭遇多少悲伤，不管我们面临多少困难，都要相信自己、相信明天，因为太阳依旧会在相同的地方升起，阳光依旧会照耀在我们身上，等待我们的依然是最明媚的一天！

所以当艰难困苦、悲伤难过等各种不如意来临时，我们不能被打败，要抬起头才能看到希望。就如同我们走进黑暗的隧道时，周围一片漆黑，倘若我们只是低着头，就可能永远止步不前，在黑暗中伤春悲秋，而只要

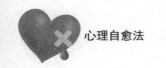

我们肯抬起头向前看，就能看到隧道出口的那片光明，向着光明走，我们就能走出黑暗。

只要有希望，生活就不会给你绝望。没有什么事发生了都是必然的绝望。唐山地震中，许多家庭遭遇了不幸，很多孤儿失去家人都坚强地挺了过来，更何况成人呢？民国时期有一位哲人说过：生命的意义就在于活着。我们每天都在不断地寻找、不断地向自己发问：我们活着的意义是什么？可是谁能想到就是这样一句简单的话——活着就是为了活着。

在第二次世界大战期间，德国的纳粹集中营里羁押了成千上万无辜的犹太人，只因为那狂妄自大的大民族主义，使这些犹太人遭受了巨大的不幸。当时有一个青年人，名叫维克多·弗兰克，他原本正在攻读精神病学博士，可是却因为有犹太血统而被迫中断学业，还被关进了德国纳粹集中营。在那个黑暗、拥挤的集中营里，维克多每天都能亲眼看见许多人因为不能接受现状而发疯甚至自杀。一开始，就连专攻精神病学的他也难以忍受这种凄惨遭遇，可是后来他一再提醒自己要清醒、要坚强，他让自己不要去想这些眼前的令人恐惧的事情，而是让自己闭上眼睛去回忆以前的各种美好时光：想自己的有着湖蓝色漂亮眼睛的女友，想和自己的家人曾经度过的周末，想母亲做的美味的饭菜。他除了回忆外还继续幻想自己出狱后通向光明的生活：他幻想自己是怎样把学业完成的，是怎样和女友举行婚礼的，然后他们拥有了一个怎样美好的小家庭，想自己可能会创下一番成功的事业……他在被关押的时候一直靠着这些美好的信念支撑着自己，只要一想到出狱后的日子，他不仅会忘了自己正身处险境，反而还能露出笑脸。

就这样，他一直坚持到德军被打败。当他被美国大兵救出集中营时，他终于等到了自己幻想的这一天，他的脸上充满胜利的微笑，相比其他幸存的人，维克多的精神更加充沛，眼神更加明亮。当他被送回故乡时，他的朋友都不敢相信，在那样一个地狱般的地方，维克多竟然能坚强地活下来，而且精神上依然正常并且积极向上，他们都赞叹维克多是一个能够创造奇迹的人。

在最艰难的时候，维克多没有放弃自己，没有放弃生命，并且继续使生命美好。他的成功在于他能够及时调整自己的心情，在多数人都悲观失望的时候，他重新提起了精神，要与艰难困苦对抗到底，所以他坚持着，坚持着走出了那个充满罪恶的地方。

人要一往无前地生存下去，就要有活着的动力，这动力就是自己给自己的生存希望。心理学上讲，人本身就像一个大的加工厂，你把什么心情放进去，它就能加工出什么样的人生。由此可见，时刻保持一份好心情是很重要的，不管是对身体本身还是对自己的人生。只要能让心情时刻愉悦，做什么事都能有动力，生活也就有希望，不论遭受怎样的伤痛，我们都能击败困难，继续向前。

"装"出你的好心情

通常来说，人们都会遵循这样的思维顺序：人的心态、情绪会导致某些行为，如生气时我们会骂人、高兴时我们会开怀大笑等，而实际上，我们也可以反过来思考，我们的行为也会导致某些心态、情绪，如悲伤时我们会哭泣，但我们哭泣的话，也会引发悲伤的情绪。心理学家提出了一个"假喜真干"的概念，意思就是，你假装自己喜欢做某件事或从事某个工作，那么，你会真的喜欢起来。

曾经有报道说，日本人为了改变自己压抑的性格，从而有利于与外向的西方人打交道，采取了一种训练笑容的方法：他们在下班之前的半个小时里，会每人拿起一支筷子，横着咬在嘴里，固定好面部表情后，将筷子

取出。此时人的脸部基本维持一个笑容的状态，再发出声音，就像是在笑了。

这种看似荒谬的做法却是有科学依据的。心理学家普遍认为，除非人们能改变自己的情绪，否则通常不会改变行为。

所以，我们若想获得快乐，可以假装快乐。当然，这首先需要我们调整自己的潜意识，向潜意识传达积极的想法和指令。其实，生活中我们也可能有这样的体会：当孩子哭泣时，我们会逗他们说："笑一笑呀！"结果孩子勉强地笑了笑之后，跟着就真的开心起来了，这就很好地说明了人内心的改变将导致行为的改变。

可能你会问，该如何"伪装"出好心情呢？

最常见的一个办法是，当你在生气的时候，找一面镜子，对着镜子努力做出笑容来，持续几分钟之后，你的心情果真会变得好起来。这种方法叫作"假笑疗法"。

实验证明，这种方法很有效。每天早上，如果你能先假笑，那么，接下来的一整天，你都会有好心情。我们来看看世界最杰出的十大推销大师之一的日本销售员原一平是如何练习微笑的。

他曾在日本保险界连续 15 年获得全年的销售冠军，而他成功的杀手锏之一就是"微笑"，他掌握了 38 种微笑，曾经为了征服一个顾客，使用了 30 种微笑。

关于长相，可以说，原一平其貌不扬，他只有 1.53 米。和很多保险推销员一样，在刚开始从事这一行业时，他半年来都没有卖出去一份保险。那时候，为了生存，他只得睡在公园的长椅上。

原一平自己知道，单就长相，自己毫无优势可言，但他知道，微笑是获得他人信任的法宝。为了获得这一法宝，原一平开始每天一早就在公园里向每一个所碰到的人微笑，不管对方是否在意或者回以他微笑，他都不在乎。终于有一天，一个常去公园的大老板对原一平的微笑产生了兴趣，他不明白一个吃不饱的人怎么会总是这么快乐。于是，他提出请原一平吃一顿饭，可原一平却请求这位大老板买他的一份保险，老板答应了。接着这位大老板又把原一平介绍给许多商场上的朋友。

通过这件事，原一平初次尝到了微笑的魔力。后来，他通过观察进一步发现世界上最美的笑是婴儿的笑容，那种天真无邪的笑散发出诱人的魅力，令人如沐春风，无法抗拒。因此，他开始练习微笑。

有一段时间，他练习太入迷，因为在路上练习大笑，而被路人误认为神经有问题。他甚至睡觉都常常会"笑"醒，并跑到镜子前去练习。"噢，你看，这种表情正确吗？"他问来到他身旁的妻子。"喂，你有没有搞错！深更半夜爬起来干什么？""嘘，没什么。"他继续练习。"喏，这个样子好像就对了。""哎哟，太难看了吧！""别乱说。现在好些了吗？""哦，是好看些了。""这就是痛快的笑啊。"

经过长期的练习，他掌握了 38 种笑：逗对方转怒为喜的笑，安慰对方的笑，岔开对方话题的笑，消除对方压力的笑，重新修好时的笑，两人意见一致时的笑，吃惊之余的笑，挑战性的笑，大方的笑，含蓄的笑，假装糊涂的笑，心照不宣的笑，遭人拒绝时的苦笑，压抑辛酸的笑，无聊时的笑，郁郁寡欢时的笑，热情的笑，自认倒霉的笑，使对方放心的笑……

他的笑达到了炉火纯青的地步，他可以针对不同的顾客展现不同的笑容。用微笑表现出不同的情感反应，用自己的微笑让对方露出笑容。

其实，世界上最伟大的推销员乔·吉拉德也曾说："当你笑时，整个世界都在笑。"实际上，微笑给我们带来的，不仅仅是良好的人际关系和顺心的工作状态，更重要的是，我们在训练微笑的过程中，获得了一份好心情，有了好心情，自然万事如意了。

美国著名教育家卡耐基提出："假如你'假装'对工作感兴趣，这态度往往就使你的兴趣变成真的。这种态度还能减少疲劳、紧张和忧虑。"因此，

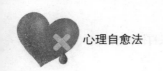

当你心情不好时，你可以先微笑，然后多回忆曾经愉快的时光，用微笑来激励自己，那么，你就能"装"出一份好心情。

不苛求完美，时刻保持乐观

任何一个人都知道，人无完人，但对于生活，人们却不能以同样的心态面对，他们总是希望生活可以过得更好，总是认为自己可以获得更多，总是苛求生活。而很多不快乐的人，他们痛苦的来源就是"站在了错误的角度看待生活"，总按照一个不切实际的计划生活，总跟自己过不去，总觉得生不逢时，机遇未到，所以整天闷闷不乐。而快乐的人明智地选择了从美的角度去欣赏生活，在他们的眼里，总是透露着知足、开心，于是，工作得心应手，生活有滋有味。因为他们懂得生活的艺术，知道适时进退，取舍得当。快乐地把握今天，而不是等待将来。事实上，我们每天做自己喜欢的事情，不在乎表面上的虚荣，凡事淡然、不苛求，那么，快乐、幸福就会常伴我们左右。

卡耐基曾经遇到过这样一位女士：

这位女士一见到卡耐基，就对他抱怨了很长时间，先是抱怨丈夫不好好工作，接着抱怨孩子学习不努力。总之，她有很多不满意的地方。等她抱怨完了，卡耐基对她说："这位女士，您太追求完美了。"当她听到这句话后，非常吃惊地看着卡耐基，过了好一会儿才说："卡耐基先生，您认为我非常追求完美吗？可我并不这样认为啊！而且像我这样相貌也不好、学历也不高的女人，根本不会去追求完美的。"

卡耐基说："您刚才跟我说过，您的孩子现在上小学四年级，每次考试都能够考出一个不错的成绩。您想一想，这样已经很不错了，您为什么仍然不满足呢？这难道不是追求完美吗？还有您的丈夫，他现在才 35 岁，就已经有了属于自己的公司，这也很不错了，可您认为不够好，这不也是在追求完美吗？"听了卡耐基的话后，这位女士很长时间都没有说话，最后接受了卡耐基的说法。

其实，生活中有很多这样的人，他们总是对生活现状不满，总是不断追求完美，有的人表现为对自己特别严格，而另外一些人则表现为对别人非常严格，但总体表现就是，看不到生活中美的一面，他们的脸上总是愁云密布，其实，如果他们能换个角度，那么，生活中便处处充满美好。就如上文中那位女士一样，在卡耐基的点拨下，她看到了"儿子学习成绩不错""丈夫事业有成"这两点。

我们都知道，世间万物、花花草草都有其一定的生长规律，人若也能像顺应花草的自然天性一样去顺应自己的能力和体力，不在自己力所不能及的事情上强出头，就能营造自己理想中的生活，做自己理想中的自我。而事实上，生活中，有太多的完美主义者，他们放不下执拗的对生活苛求的态度，他们对事物一味理想化的要求导致了内心的苛刻与紧张。因此，常常不能平和心态，总是对生活吹毛求疵，看不到生活阳光的一面，因此，他们在追求完美的同时也失去了很多美好的东西。

当然，有一颗追求美的心是好的，但是如果过于追求完美，则不会给自己带来任何好处。首先，一个人的要求越高，也越容易失望。当自己付出很多努力仍然达不到自己的要求时，就会变得心灰意冷；其次，世界上本来就没有尽善尽美的事，如果我们总是追求完美，那根本就是在追求一种不存在的事物，最后得到的便是失望。

在这样一个讲究包装的社会里，我们常禁不住羡慕别人光鲜华丽的外表，而对自己的欠缺耿耿于怀。我多年观察发现，没有一个人的生命是完整无缺的，每个人都会缺少一些东西。

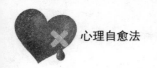

有的夫妻恩爱、月入数十万，却有严重的不孕症；有的才貌双全、能干多财，情路上却是坎坷难行；有的家财万贯，却是子孙不孝；有的看似好命，却是一辈子脑袋空空。每个人的生命，都被上苍划上了一个缺口，你不想要它，它却如影随形。

人生的确有太多看似值得追求的东西，亦真亦假亦幻，令人难以取舍。正如地球是由细小尘埃组成的一样，平凡和琐碎构成了生命的永恒！飞扬只不过是惊鸿一瞥，昙花一现。人生的点点滴滴，都始于平淡，终于平淡，平淡才是人生的真正况味。然而芸芸众生，有多少人能真正享受到这种远在天边、近在眼前的况味呢？

其实，美丽与丑陋有时就是一步之遥，美丽中有丑陋，丑陋中有美丽，我们要善于去发现，简简单单的一件事，只要我们站在美的角度，用心细细品味，你就会发现，其实，幸福早已存在，我们的心灵也得到了净化。

因此，对于生活中的缺失和不足，你不妨宽心接受，放下无谓的苛求和比较，并从美的角度去欣赏生活，这样反而更能珍惜自己所拥有的一切。

不管发生什么，都要笑对人生

著名心理学家艾克曼曾经做过一个实验，实验的结果表明一点：假如某个人总是想象着进入某种情境之中，或者让自己去体验某种情绪，结果他真的出现了这种感受。这个研究也表明，潜意识会执行我们的心情指令。所以，对于悲观的人来说，如果能选择快乐，就真的能快乐。的确，用乐观的态度对待人生就要微笑着对待生活，微笑是乐观击败悲观的最有力武器。无论命运给了我们怎样的"礼物"，都不要忘记用自己的微笑看待一切。微笑着，生命才能将利于自己的局面一点点打开。

丰田公司极其重视推销员的自我管理教育。在自己管理自己的方法上，如对工作的认识、建立价值观念、养成计划性、培养实践能力、妥善安排时间、不间断地学习、注意健康、克服工作上萎靡不振的情绪以及如何全神贯注地工作等有关方面的教育，公司都抓得很紧。有一篇文章反映了丰田公司推销员自我管理的真实情况，文中写道：

"我认为所谓的自我管理，首先就是苛求自己。我把一个星期的工作计划分为上午和下午两部分，把要走访的地方 6 等分。星期一走访葛饰区立石路的 1 ～ 100 号街，星期二走访第 101 ～ 200 号街，星期三……这样一个星期结束以后，就转完了我所负责的整个地段。我一直把这种做法作为绝对的、至高无上的命令来执行。所谓硬闯和推销管理工作，都安排在每天下午去搞。上午专搞接洽生意或类似接洽生意的工作，从下午 4 点起，搞交谈、修车等工作。我的工作计划大体上就是如此，并坚决执行——这就是我的推销计划，也就是自己管自己。"

"参加工作的第一年，往往都是我一个人在街道上转来转去，觉得非常难受又寂寞，有时也深感推销工作非常痛苦。可是，每逢这时，我就勉励自己说，自己痛苦的时候别人也痛苦。说老实话，我想如果推销工作是一帆风顺的，也就无所谓自己管理自己了。自己管理自己这个问题之所以受到重视，是因为任何人都不能随心所欲地去做事情，因为今天一去不返，人们才要求这么严格。我也经常有精神不振的时候，遇到这种情况，就一定会在星期天去登山。当我一步一步地克服了前进中的困难而登到山巅时，那种激动的心情简直就和接受定货、交出汽车时完全一样。"

从这两段话中，我们发现，这位推销员的这句话："我想如果推销工作是一帆风顺的，也就无所谓自己管理自己了。"的确，如果不存在打击与拒绝，那么，也就体会不到成功时的快乐，以这样的信念激励自己，能帮助我们克服内心的很多负面心理。

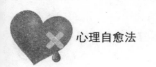

然而生活中，许多人一陷入困境，就变得消极、悲观，甚至一蹶不振，其实，并不是困难打败了我们，而是我们自己打败了自己。我们应传达给潜意识这样的信息：困境是另一种希望的开始，它往往预示着明天的好运气。因此，你只要放松自己，告诉自己希望是无所不在的，再大的困难也会变得渺小。

为此，你需要做到以下两点。

1. 你要选择你的态度

当逆境到来之时，你可以选择两种截然不同的态度，消极被动地害怕和逃避，或者积极主动地面对和接受。

若心存消极态度，那你将被局面控制，而积极主动，则能反过来控制局面。如果你希望能够通过自己的努力使自己的能量一点点变得强大，同时让自己变得更完美，就必须选择积极主动的态度，那么，逆境这朵"浮云"自然会被你驱赶出心灵的天空。

2. 要想保持良好的心态首先就要学会自信

我们首先要做一个自信的人，自信是成功的前提，也是快乐的秘诀。唯有自信，才能在困难与挫折面前保持乐观，从而想办法战胜困难与挫折。俗话说得好："尺有所短，寸有所长。"每个人都有自己的无限潜能。人不能光盯着自己的缺点、短处，而要学会欣赏自己，悦纳自己，勉励自己，多看自己的优点、长处和未来。

事实上，在你的生活中，必定会有挫折，但无论遇到什么，你都要给生活以微笑，用理解的心态去面对，勇敢地接受挑战，因为快乐的情绪能帮助你卸下压力，让你成为一个打不垮的强者。

凡事多往好处想一想

在我们的周围，我们发现，有人生活得幸福美满，有人生活得痛苦不堪；在创业过程中，有人做得风生水起，有人却怎么也不见起色。如此大的差别究竟从何而来？仔细推敲，我们不难看出，前者拥有积极的意识，他们凡事都往好处想，而后者总是悲观失望。人生短短数十载，困难和挫折都在所难免，我们不能预知未来，但可以以一颗坦然的心面对。只要做到积极乐观、永不绝望，就一定能渡过逆境。

前面，通过分析我们已经了解到，每个人随时随地都在接受暗示，而积极的暗示会被我们的潜意识接受，在重复的暗示后，就会产生积极的心态。而如果给潜意识输送的是负面的信息，就会产生消极的心态。所以，心理学家告诉我们，遇事我们如果都能往好处想一想，就能激发自己在困难中的潜能，就能顺利渡过难关。

可以说，人与动物区别很大的部分在于人会复杂的思考。你只有积极思维，表现得自信满满，才可能突破眼前的困境，事实上，很多时候，事情远没有你想象得那么糟糕。确实，你总是容易变得低落，那是因为你还没碰到最糟糕的事情，当你遇到挫折时，你想想这是不是最糟糕的？问问自己还有没有解决或缓解的方法？

每个人都会遇到挫折与失败以及不幸的经历，但以什么样的心态面对，不仅决定了他最终的成败与否，更决定了别人对他的看法，一个坚强、不屈服的人总是令人那么敬佩，不知不觉，我们会被其这种顽强的毅力所折服，刘若英就是这样的一个人。而如果一遇到挫折与困难，不是躲避就是哭泣，这样的人是懦弱的。当别人"借给你肩膀依靠"或者安慰你时，也在心底产生了这样的想法：果然是一个不成熟的孩子，这么点挫折都受不了！

我们每个人都应该学会在日常生活中培养自己乐观的精神，无论遇到

什么事，都不要忧郁沮丧，无论你有多么痛苦，都不要整天沉溺于其中无法自拔，不要让痛苦占据你的心灵。事实上，积极的思维方式在人生事业中也起着重要的作用。而积极的思维方式包括遇事积极乐观、有理想、努力、怀抱一颗感恩的心、善待自己、善待他人等。

为此，你需要明白的是，一个成熟的人是应有一定的承受挫折的能力的，无论前面是什么路，都应该勇敢地走下去。可能有的时候你会对灾祸和挫折心存侥幸，总是会想，概率这样小的事情，怎么会发生在我身上呢？但是纵使挫折发生的概率是 1%，而这 1% 落在你的头上就是 100%。有一位作家说："顺利是偶尔的，挫折才是人生的常态。"人生的路上，避免不了遇到挫折，要战胜挫折、赢得别人的尊重，就必须拥有一个积极的心态。

当然，在挫折和失败面前，我们难免会产生一些情绪，但我们必须及时调整，用心理学研究发现，一个人若对自己持正面的看法，那么，他就能对自己做积极的自我催眠，就能始终对未来产生乐观的看法和态度，那么，他这辈子不会离幸福太远。因此，我们常常说，成功往往只会青睐那些有积极心态的人。

生活中，你也可能会遇到某些困难，遇到某些不顺心的事，你可能会因此变得沮丧。其实，你应该告诉自己，困境是另一种希望的开始，它往往预示着明天的好运气。因此，你只要放松自己，告诉自己希望是无所不在的，再大的困难也会变得渺小。为此，当你情绪消极时，你可以这样暗示自己："再大的困难，我也能挺过去！""我就不信我战胜不了你！"

有人说，思维方式决定一切，这话是很有道理的，不同的思维方式会传达给潜意识不同的信息。想法是积极正面还是消极负面，都会改变你看问题的角度，而从不同的角度看问题，结果往往有很大差异，正所谓"横看成岭侧成峰，远近高低各不同"。总之，只要是抱着乐观主义的人，必定是个实事求是的现实主义者。而这两种心态，是解决问题的孪生子！

第6章

悲伤化解法：鼓足勇气，让悲痛忧伤一去不复返

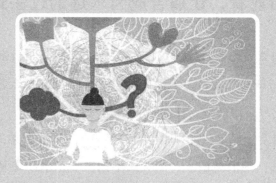

　　人生苦短，有喜就有悲，正如天气有晴有阴一样，阳光不会一直照耀着我们。正如旅途一样，生命之旅也不会一帆风顺，总会有羁绊出现。那些羁绊、那些不如意，难免会使我们悲伤，但我们只有勇敢一点，学会心理自愈，放下那些悲痛和忧伤，就会让内心充满快乐，继续前行。

向前看，让痛苦成为永远的过去式

人生如变幻莫测的天空，刚才还晴空万里，转眼间阴云密布、大雨倾盆。但这些都是上一秒发生的事，人要向前看，不管过去多么悲伤失意，过去的总归过去了，只有向前看，才会有希望。

曾经有一对孪生兄弟，哥哥叫伊恩，弟弟叫杰森，兄弟二人帅气十足，但命运是不公的，他们遭遇了一场火灾事故，所幸消防员从废墟里扒出了他们兄弟俩，他们是那场火灾中幸存下来的两个人。

醒来后，兄弟俩早已面目全非。弟弟杰森无法接受眼前的现实，无法活下去的念头从他的思想走进了他的潜意识，他总是自暴自弃地重复着一句话："与其这样还不如死了算了。"最终，杰森偷偷服了50片安眠药，离开了人世。

伊恩十分痛苦，但他仍然一次次地暗示自己："我生命的价值比谁都高贵。"后来，他当了一名货车司机。

一天，伊恩仍像往常一样送一车棉絮去加利福尼亚州。天空下着雨，路很滑，他把车开得很慢。此时，他发现不远处的一座桥上站着一个年轻人。伊恩紧急刹车，汽车滑进了路边的一条小水沟里。他还没有靠近那个年轻人的时候，年轻人已经跳进了河里。年轻人被他救起后又连续跳了三次，最后一次他自己差点被大水吞没。

后来伊恩才知道，他救的是位亿万富翁。亿万富翁感激自己给了他第二次生命，并和伊恩一起干起了事业。伊恩从一个积蓄不足 10 万元的司机，凭着自己的诚信经营，发展成了一个拥有 3.2 亿元资产的运输公司的董事长。几年后医学技术发达了，伊恩用挣来的钱整好了自己的面容。

一对孪生兄弟，为什么命运如此不同？因为他们的心态不同，面对毁容，弟弟杰森无法接受，选择自杀结束了自己的生命，而伊恩却始终告诫自己，自己生命的价值比谁都高贵，他努力活了下来。后来，他用同样的信念救了另外一个轻生的人，从而改变了自己的命运。

1. 不要强迫自己去忘记某件事情，把一切交给时间

忘记任何一件痛苦的事，都需要一个过程。因此，有时偶尔会想起它，其实也无妨。当你想起它时，你可以对自己说：那都是过去，看我现在多快乐啊！相比过去而言，现在的我是多么幸福啊……人要往前看，往好处想，这样，随着时间的流逝，那些过去也就真的成为"往事"了。

2. 转移注意力，不给"旧伤"复发的空隙

你可以从现在起把你的时间排满，做一点别的事情来转移自己的思想。打开你的生活圈子，关心你的朋友、你的亲人。这样你会觉得快乐，痛苦的回忆也就无处藏身。

3. 找到适当的发泄方式

你可以试着找真诚的朋友听你诉说心里的苦闷，多听听他人的意见，多从积极而乐观的角度去想事情，微笑着看待生命中的每件事。同时，你也可以找到其他适合自己的放松和发泄方式，如逛街、欣赏音乐、跳舞、跑步、看书等。

可见，乐观豁达的态度，无论对我们自己，还是对生活在我们周围的人，都能带来积极的情绪、带来成功。思维心理学专家史力民博士指出："乐

观是成功的一大要诀。"他说，失败者通常有一个悲观的"解释事物的方式"，即遇到挫折时，总会在心里对自己说："生命就这么无奈，努力也是徒然。"由于常常运用这种悲观的方式解释事物，无意中就丧失了斗志，不思进取了。

总之，我们需要知道，笑对人生，生活不会亏待每一个热爱它的人。生命是一次航行，自然会遇到暴风骤雨。那么，我们该如何驾驶生命的小舟，让它迎风破浪，驶向成功的彼岸呢？这需要勇气，需要以一种平常心去面对！

坚强一点，在挫折中重塑自己

有人说，人可以简单分为两种类型：神采奕奕型和沮丧忧烦型。神采奕奕型的人生活得幸福而自信，脸上总是挂满笑容，让周围的人感到他的温暖，时常给人鼓励和信心，让人充满激情和斗志；而沮丧忧烦型的人常常自怨自艾，眉宇间总是有些忧愁，心间总是挂满自卑和失落，让接触到的人莫名的滑入消极和伤感的深渊……这两种人其实也就是乐观者和悲观者。很明显，乐观者让人快乐而自信；悲观者让人低沉而忧伤……试问你更愿意做哪一种人？当然是前者。

人有悲欢离合，月有阴晴圆缺。人生无常，没有谁能保证前方的路总是平平坦坦的。遇到些挫折和磨难在所难免。在挫折中学会坚强，才能更好地感知生活，拥抱生活，创造生活，享受生活。

雨后，一只蜘蛛艰难地向墙上已经支离破碎的网爬去，由于墙壁潮湿，它爬到一定的高度，就会掉下来，它一次次地向上爬，一次次地又掉下来……第一个人看到了，他叹了一口气，自言自语道："我的一生不正如这只蜘蛛吗？忙忙碌碌而无所得。"于是，他日渐消沉。第二个人看到了，他说：

"这只蜘蛛真愚蠢，为什么不从旁边干燥的地方绕一下再爬上去？我以后可不能像它那样愚蠢。"于是，他变得聪明起来。第三个人看到了，他立刻被蜘蛛屡败屡战的精神感动了。于是，他变得坚强起来。

可见，对待同一样事物，几个人的看法不同是很正常的事。就像人也有两面性一样，问题在于我们自己怎样去审视，怎样去选择。面对太阳，你眼前是一片光明；背对太阳，你看到的是自己的影子。

的确，一个人在心态上是积极的还是消极的，就决定了其生活是光明的还是灰暗的。可见，当人生的不幸来临时，积极的心态是一个人战胜一切艰难困苦，走向成功的推进器。积极的心态，能够激发我们自身的所有聪明才智；而消极的心态，就像蛛网缠住昆虫的翅膀、脚足一样，来束缚人们才华的光辉。

坚强是一种勇气和品质，更是一种理智和智慧，它告诉我们如何去享受生活，如何去调节自己的心情，找到让自己更快乐的秘籍。面对挫折和磨难，我们不应该过分地沉迷于痛苦和悲伤之中，更不应该迷茫或迷失方向。现实生活中，经历些风雨，遇到些磨难，遭遇些挫折，都是很平常的事。若因一时受挫而放大痛苦、灰心丧气、自卑绝望、自弃沉沦，那将会错失良机、遗憾终身。

因此，一定要扫除内心的阴霾。其实，日常生活中保持良好心情的"砝码"就在你的手中。

1. 转移情绪

当你遇到一些会使你心里不稳定的事的时候，你应迅速把注意力转移到别的方面去。这样很快就会把原来的不良情绪冲淡以至赶走，而重新恢复心情的平静和稳定。

2. 宽以待人

人与人之间总免不了有这样或那样的矛盾，朋友之间也难免有争吵、

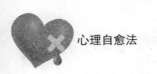

有纠葛。只要不是大的原则问题，应该与人为善，宽大为怀。绝不能有理不让人，无理争三分，更不要为一些鸡毛蒜皮的小事争得脸红脖子粗，伤了和气。

3. 忆乐忘忧

生活中，有乐事也有忧事，对此应进行精心的筛选，不能让那些悲哀、凄凉、恐惧、忧虑、彷徨的心境困扰着我们，要经常忆乐忘忧，切不可让阴影笼罩心头，而失去前进的动力。

能做到以上三点，我们也就能保持稳定、健康、快乐的心情了。

总之，在苦难、挫折、失败面前，我们不必怨天尤人、自怨自艾，而应该坚强一点，在坚强中锤炼自己的情操和心灵，淬炼自己的毅力和品质。你不妨把挫折当成一缕清风，让它从你耳边轻轻地吹过；把痛苦当成你眼中的一颗尘土，眨一眨眼，流一滴泪，就足以将它淹没掉；至于苦难，那也不过是人生的一个小插曲而已！

卸下失败的重担，肩负明天的希望

人生苦短，有喜就有悲，有成功就有失败，正如天气有晴有阴一样，阳光不会一直照耀着我们。正如旅途一样，生命之旅也不会一帆风顺，总会有羁绊出现。那些羁绊、那些失败，难免会使我们悲伤，但如果我们在行走人生的路上，要懂得放下，放下那些失败的重担，才能肩负明天的希望，若我们把那些过往都逐个装进行囊，那么，恐怕我们的路会越走越艰难，步子也会越来越沉重。

然而，现实生活中，总有人一味沉溺在已经发生的事情中，不停地抱怨，不断地自责。这样一来，将自己的心境弄得越来越糟。这种对已经发生的无可弥补的事情不断抱怨和后悔的人，注定会活在迷离混沌的状态中，看不见前面一片明朗的人生。

罗伯特教授曾接到一个女孩的电话，这个女孩正在读高中，电话里，女孩带着哭腔说："我真的什么都不行！"

罗伯特教授很快感受到女孩痛苦、压抑的心情。于是，他亲切地问道："真的是这样吗？"

女孩好像对自己特别失望："是的，在学校，我不善和人打交道，同学们都不喜欢我。我成绩不好，老师也从不正眼看我。妈妈很辛苦地供我读书，希望我能出人头地，但我的考试成绩却一次次地让她失望，就连我喜欢的男孩子也不喜欢我，你说我是不是很失败，我现在都不知道接下来的路该怎么走了……"

罗伯特教授追问："是这样啊，那你为什么要给我打这个电话呢？"

女孩继续说："我也不清楚，也许是我压抑得太久了，想找个人去倾诉吧，这样也许会好过点。"

罗伯特教授明白，这个女孩的问题正在于——习惯性无助，却又缺乏鼓励。假如一个人长时间在挫折里得不到鼓励与肯定，就会逐渐养成自我否定的习惯。

接着，罗伯特教授说："可是从我们这一段简短的对话中，我发现你真的有很多优点：你善良、懂事、逻辑思维能力和语言表达能力都很好。我真是不明白为什么你会觉得自己什么都不行？"

女孩好像很惊讶，她惊讶地问："不是吧？这都能算优点？那为什么没有人告诉过我呢？"

罗伯特教授回答："那么，请记住我的话，从今天开始，你每天都要记下自己的一些优点，最少要写十条，然后大声地念出来。还有，如果发现了自己新的优点，一定要补充上。"

后来，罗伯特教授在课堂上将这一事例告诉学生："可能在你们中间，也有一些人像我遇到的这个女孩一样，在经历过一些挫折之后，便开始自我否定，认为自己什么都不行。我希望从今天开始，你们每个人都要积极地认识自我，摆脱这种习惯性无助，这样你才能真正变得坚强。"

的确，正如罗伯特教授所说的，人们的受挫能力是有一定极限的，人们在经受了长期的挫折影响后，便容易对自己的能力产生怀疑，对失败的恐惧远远大于对成功的希望。但无论如何，请你都要避免这样的心态，正确评价自我，才能树立自信心，走出困境，成为一个坚强的人。

哭出来，释放心中的苦楚

生活中，我们发现，一个人在心情不好的时候，周围的人都会劝道："没事，笑一笑。"很少有人劝其"哭一哭"。而实际上，真正能起到释放人的内心压抑情绪的方法是哭泣，而不是微笑。

心理学家曾经做过这样一个实验：有这样一群人，心理学家将他们分成两组，一组是血压正常者，一组是高血压患者，心理学家分别问他们是否哭泣过，结果表明，血压正常的这些人中，有87%的人偶尔有哭泣过，而那些高血压患者却说自己从不流泪。这里，我们发现，让人类把情感抒发出来要比深深埋在心里有益得多。我们再来看下面一个故事：

袁先生原本有个美满的家，有个美丽的妻子，但就在他三十岁那年，命运跟他开了个玩笑，刚怀孕五个月的妻子在家中滑了一跤而流产，后来，妻子就被诊断出不孕症。整天郁郁寡欢的妻子又在一次交通意外中丧生。一段时间下来，袁先生早已心力交瘁，但他还是坚持努力工作，并担任了几个小公司的兼职顾问，虽然很劳累、很操心，甚至很压抑，但是他从来不曾流过一滴泪，朋友都夸袁先生是个硬汉！

后来，袁先生感觉自己的头总是很疼，开了一些头疼药也无济于事，后来，朋友推荐他去求助一位心理医生。心理医生告诉他，他内心的悲痛压抑太久了，如果想哭，就哭出来。在医生的建议下，他将多久以来心中的苦楚全部以泪水的形式宣泄了出来，整个人也轻松了很多。

长时间以来，人们都认为，哭会对人的健康有害。然而新近科学家们的实验与研究却给了我们一个迥然不同的结论：哭对缓解情绪压力是有益的。

事实上，哭是人类宣泄不良情绪的一种本能行为。有研究表明，女性之所以比男性长寿，除了女性身材相对矮小、代谢消耗低和生活工作环境相对安全外，主要的原因是女性喜欢倾诉与哭泣。还有研究表明，哭得多的人比哭得少的人要健康。因此，当我们心中积压了不愉快的情绪时，不要强忍着故作"坚强"，该哭时不妨尽情地哭出来。

心理学家克皮尔曾经对 137 个人进行调查，并将这些人分成健康和患病两个组。患病组内的人患的都是与精神因素有密切关系的病——溃疡病和结肠炎。调查发现，健康组哭的次数比患病组较多，而且哭后自我感觉较哭前好了许多。

接下来，克皮尔继续研究，他发现，人们在情绪压抑时会产生一种活性物质，这种物质是对人体有害的，而哭泣会让这些活性物质随着泪水排出体外，从而有效地降低了有害物质的浓度，缓解了紧张情绪。有研究表明，人在哭泣时，其情绪强度一般会降低 40%。这就解释了为什么哭后感觉比哭前要好了许多。

美国生物化学家费雷认为，人在悲伤时不哭有害健康，属于慢性影响。他的调查发现，长期不哭的人，患病率比哭的人高一倍。

为此，我们可以得出一个完全肯定的答案：哭是有益健康的。由情绪、情感变化引起的哭泣是机体的正常反应，我们不必克制，尤其是心情抑郁时，

也不可故作坚强、强忍泪水，那样只会加重自己心理的负担，甚至会憋出病来。这些负面情绪会让你的神经高度紧张，而当这种紧张被长期压抑而得不到释放时，便会集聚起来，最终导致神经系统紊乱，久而久之，会造成身心健康的损害，促成某些疾病的发生与恶化。哭泣则能提供一种释放能量、缓解心理紧张、解除情绪压力的发泄途径，从而有效地避免或减少了此类疾病的发生和发展。

我们应该看到哭泣的正面作用，它是一种常见的情绪反应，对人的身心都能起到有效的保护作用，因此，当你遇到某种突如其来的打击而不知所措时，不妨先大哭一场，不要害怕别人的眼光，哭没什么见不得人的。

凝聚悲痛的经验扩充自身力量

生活中的人们，你是否曾经遭遇过失败？你是否意志消沉过？你是否奋力一击，但最终还是彻底失败？你的健康是否出现过问题？其实，你不必害怕，即使遇到这些情况也不能阻挡你达成最后的目标，失败只是我们在寻找胜利路途上的一小部分而已。伟大的成功通常都是在无数次痛苦的失败之后得到的。大剧作家兼哲学家萧伯纳曾经写道："成功是经过许多次的大错之后得到的。"

曾经有两个年轻人失业了，他们来寻找拿破仑·希尔，想询问他如何才能变得积极起来。他说："我记得刚开始时，我供职于一家信息报道公司，这家公司的待遇并不好，不过我已经很满足了。后来，公司因为业绩不怎么样，不得不裁员，像我这样对公司毫无用处的人自然就在裁员之列了。果然，不久后，我就收到了公司的裁员通知。刚开始，我真是万念俱灰，我失业了，我该怎么接受。但很快，我冷静下来，我发现，离开这个工作岗位是有好处的，因为我不喜欢这份工作，也不会有什么大作为，我只有离开这儿，才能有找个好工作的机会。果然不久我便找到一个更称心的工作，而且待遇也比以前好。我因此发现被辞退这件事，确实是件好事。"

拿破仑·希尔总结，把失败转变成成功，往往只需要一个想法紧跟一个行动。我们发现，那些成功者，他们都是勇敢的、理智的，即使遇到了失利，他们也不会退缩，而是能化悲痛为力量，把失利当成提升自己的又一次机会。他们这样勉励自己："我要振作精神，跟命运搏斗，我要把痛苦化为力量，设法有所建树。"实际上，在失利面前，我们不如停下来好好想想、歇歇脚，失利正好给了我们反省的机会，这更利于我们看到自己的不足。

在推销员中，广泛流传着这样一个故事：两个欧洲人到非洲去推销皮鞋。由于炎热，非洲人向来都是打赤脚。第一个推销员看到非洲人都打赤脚，立刻失望起来："这些人都打赤脚，怎么会要我的鞋呢？"于是放弃努力，失败沮丧而回；另一个推销员看到非洲人都打赤脚，惊喜万分："这些人都没有皮鞋穿，这皮鞋市场大得很呢。"于是想方设法，引导非洲人购买皮鞋，最后发大财而回。

这就是心态不同导致的天壤之别。同样是非洲市场，同样面对打赤脚的非洲人，由于一念之差，一个人灰心失望，不战而败；而另一个人满怀信心，大获全胜。

在顺境中多思考，我们能保持清醒的头脑、稳健前进的脚步；在逆境中多思考，我们会找到失败的症结，踏上通往成功的道路。

一朝一夕是不可能成功的。每一个奋发向上的人在成功之前都曾经历无数次的失败。我们需要试验、耐心和坚持，才能汲取经验，得到成功。

那么，我们该如何调整失败后的情绪从而重振旗鼓呢？

首先，要积极暗示自己。生活是千变万化的，悲欢离合，生老病死，天灾人祸，喜怒哀乐，都在所难免。一次被拒绝的失望，一场伙伴的误会，

一句过激的话语，都会影响我们的心情，生活中的不顺心事总是很多，这就需要我们每个人要学会调节自己的心态。怎样调节呢？最简单有效的做法——用积极的暗示替代消极的暗示。当你想说"我完了"的时候，要马上替换成"不，我还有希望"；当你想说"我不能原谅他"的时候，要很快替换成"原谅他吧，我也有错呀"，等等。平时要养成积极暗示的习惯。

其次，告诉自己"总会有别的办法可以办到。"

竞争激烈的市场中，每天都有公司成立，但每天也有公司停止运营，那些半路退出的人说："竞争太激烈了，还是退出保险些。"真正的关键在于他们遭遇障碍时，只想到失败，因此才会失败。

你如果认为困难无法解决，就会真的找不到出路。因此，你一定要拒绝"无能为力"的想法，告诉自己"总会有别的办法可以办到"。

我们的人生就如同大海里的船，随时都可能经历风浪，没有不受伤的船，也没有不经历磨难的人生。面对失败，我们不应该一味地怨天尤人和自暴自弃，而应该学会坚强，学会乐观，学会控制好情绪，更应该会调整自己的心态。保持好精神，拥有好心情，才是至关重要的。

生活中的人们，在我们追求成功、实现人生理想的这条征途上，无论遇到什么情况，都不要自己打败自己，凡事都往积极的一面看，这样就能顺利克服失败的打击。如果真能培养出观察入微的眼睛，就会看到所有的事物都在往好的一面发展。

别被忧伤的眼泪迷住了双眼

红尘滚滚，荆棘丛生，人生的道路曲折而漫长。苦难是生命的常态，烦恼与痛苦相伴，应运而生的是种种困惑。如何面对人生的困惑？毛主席赠柳亚子诗曰："牢骚太盛防肠断，风物长宜放眼量。"意思是说对待困惑，眼睛要看得远，心要想得开，做到不疑、不愁、不怒，豁达乐观。这样才能烟消云散，天高地阔，去迎接生活的每一天。

生活中的人们，要是你想知道怎样将在厨房水池边洗碗变成一次难得的人生经历，那么请你读一读波姬·戴尔的《我希望能看见》。

这个女人几乎失明了 50 年，她在书中说道："我只有一只满是疮疤的眼睛，只能靠眼睛左边的小洞来观察世界。我看书的时候，必须把书贴近脸，然后努力把眼睛往左边斜。"就是这样一个可怜的人，也拒绝别人的怜悯，她不想让人以为自己跟别人有什么不同。她小时候渴望跟其他孩子一样玩跳房子，但由于看不见地上的线，不得不在她们回家后趴在地上，将眼睛贴到线上看来看去，牢牢记住玩的地方，不久她就成了跳房子的高手。

读书的时候，她把大字印的书紧紧贴在自己脸上，不管眉毛碰到书了没有——就是她，得到了常人所不能的两个学位：明尼苏达州州立大学学士学位和哥伦比亚大学硕士学位。在明尼苏达州双谷的一个小村子里时，她开始了自己的教书生涯，通过不断的努力，她成为南达科他州奥格塔那学院新闻学和文学教授。她在那里教书 13 年，工作之余还在一些妇女俱乐部发表演说，还到一家电台主持读书节目。她写道："我脑海深处，常常怀着完全失明的恐惧。为了打消这种恐惧，我采取了一种快活而近乎游戏的生活态度。"奇迹总会发生的，1943 年，她 52 岁的时候，通过手术，她的视力提高了 40 倍。

当一个全新的世界呈现在她的面前，她发现这个世界是这么的可爱，这么令人兴奋，哪怕让自己永远在厨房水池前洗碟子，只要能看到这个世界，她也是开心的。她继续写道："我会玩洗碗盆里的肥皂泡。伸手进去，抓起一把泡泡，迎着光举起来，每个肥皂泡泡里，我都能看见小小的彩虹散发出灿烂的色彩。"

这个失明了将近 50 年的女人的故事告诉我们，要想得到快乐，请记住："每天一早想想你得意的事情，不要将注意力集中在烦恼上。"她的世界为什么会出现奇迹？她的视力为什么能提高 40 倍？因为她始终积极地看待世界，看待只有一丝丝光明的世界，哪怕只有一点点光明，也照亮了她的心灵，因此，她得到了自己所想要的幸福结果。

一个乐观开朗的人，无论面对什么样的生活，都有能力重新开始，即使在地狱中，也能重新走入天堂。对于任何一个人来说，这是比什么都重要的财富。

有一位虔诚的作家，在被人问到该如何抵抗诱惑时回答说："首先，要有乐观的态度；其次，要有乐观的态度；最后，还是要有乐观的态度。"

一次，孔子带着学生去郊外散步，看见一位老者在田里捡麦穗，还哼着小曲，子贡问道："老伯，你这么大年纪，还在田中捡麦穗，真可怜啊，怎么还唱歌呢？"老人笑着说："我的快乐在你们心里是忧虑，我虽然贫穷，但我心安理得，所以我没有烦忧，心里有的只是欢乐的歌。"人遇困惑，如能想得开、拿得起、放得下，最为可取。

北宋大文学家苏轼后来被贬到海南时，赋诗曰："参横斗转欲三更，苦雨终风也解晴，云散月明谁点缀？天容海色本澄清。空余鲁叟乘桴意，粗识轩辕奏乐声。九死南荒吾不恨，兹游奇绝冠平生。"这是何等的洒脱大气、磊落胸怀，又是何等的豁达乐观！

因此，生活中的人们，无论命运把你抛向任何险恶的境地，都不要被忧伤的眼泪迷住了双眼，而应该毫无畏惧，用你的笑容去对付它！而如果你能正确地看待挫折，那么，或许你能找到一个新的起点、新的角度，能发现是什么使得你裹足不前！

第 7 章

自我肯定法：走出迷茫，找到人生方向

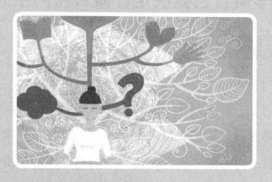

　　生命就像一个万花筒，每一天转一次，因此，我们遇到的也总是不同的生活。很多时候，我们不能改变天气，但能改变心情；不能改变厄运，但能拥有积极的心态。其实，生命总是美好的，不管遇到的是什么，心态最重要，不骄不躁、不卑不亢、勇敢坚定、自信自强、实事求是，始终以平和的心态面对，你就会发现，生活和命运并不能改变我们的人生，因为我们的命运掌握在自己手中，正如我们的心不能被人拿走一样，积极乐观地面对、诚实踏实地生活，你的万花筒每天都会给你带来不一样的精彩！

学会自己做决定，做人生的主人

每个人从呱呱坠地开始，就面临着很多选择：小到吃什么、穿什么颜色的衣服，大到学业、人生的定向。人们总是站在选择的十字路口，踌躇着朝哪个方向前进，这个时候，就是需要人们内心做决定的时候。在决定自己要做什么的时候，人们通常在十字路口徘徊很久。家人的建议、朋友的劝告，还有自己内心的不确定，使得人们迟迟做不了决定，甚至害怕自己做决定，凡事都希望别人拿主意。于是乎，人们总是徘徊在出发点的门前，将犹豫埋藏，一直伴随成年，或许是担心失败时自己无法能言善辩，亦或许是面对失落感无法气定神闲，又或者是决定错误时无法承担事情的后果。因此，在生活、工作中，我们要学会自己做决定，更要勇于做决定。

有个小孩儿外出玩耍，经过一棵大树时，突然有什么东西掉在他的头上。他伸手一抓，原来是个鸟巢。他怕鸟粪弄脏了衣服，于是赶紧用手一拨，却从里面滚出了一只嗷嗷待哺的小麻雀。他很喜欢它，于是决定把它带回去喂养，连鸟巢也一起带回了家。

小孩儿走到家门口，忽然想起妈妈不允许他在家里养小动物。所以，他轻轻地把小麻雀放在门边，匆忙走进屋内，请求妈妈允许。

在他的苦苦哀求下，妈妈破例答应了他的请求。小孩儿兴奋地跑到门边，不料，小麻雀不见了，一只黑猫正在那里意犹未尽地舔拭着嘴巴。小孩儿为此伤心了好久。

这个小孩儿就是后来的华裔电脑名人王安博士。

这件事给了王安终身受益的教训：只要是自己认为对的事情，绝不可优柔寡断。不能做决定的人，固然没有做错事的机会，但也失去了成功的机遇。我们应该勇于自己做出决定，也许我们的决定是错的，但是每个人都要学会承担属于自己的失败，而不能让别人为你承担责任。如果你把决定权交给别人，你就可能受困于别人的成就，或者自己也会变得不快乐。

我们的命运掌握在自己的手里，摊开手掌，十分清晰的脉络，中间弯曲的三条线分别是：生命线、感情线、事业线。算命先生给人看手相就是依据这三条线，那是不是代表已经生成的脉络就是我们那不可知的命运？试着慢慢地握紧手掌，你会发现那被称为命运的三条线就紧紧地掌握在自己的手中。在每一个选择的十字路口，你可以选择真正属于你自己的命运，只要你愿意，你的人生完全可以自己做主。你可以选择一切，包括你的心情、你的快乐、你的爱情、你的事业、你的朋友。

1973 年，盖茨考进了哈佛大学。他和史蒂夫·鲍尔默成了好朋友。在哈佛大学的时候，盖茨为第一台微型计算机——MITS Altair 开发了 BASIC 编程语言的一个版本。

在大学三年级的时候，盖茨毅然决定退学，他离开了哈佛大学并把全部精力投入到他与孩提时代的好友 Paul Allen 在 1975 年创建的微软公司中。在计算机将成为每个家庭、每个办公室中最重要的工具的信念的引导下，他们开始为个人计算机开发软件。盖茨的远见卓识以及他对个人计算机的先见之明成为微软和软件产业成功的关键。在盖茨的领导下，微软持续改进软件技术，使软件更加易用、更省钱和更富于乐趣。

1995—2007 年的《福布斯》全球亿万富翁排行榜中，比尔·盖茨连续

13 年蝉联世界首富。

如果比尔·盖茨当时没有做出退学的决定，那么现在他可能只是一个哈佛大学的毕业生，而不是作为一个世界首富出现在《福布斯》上。正是因为他在人生选择的十字路口勇于自己做出决定，并愿意为自己做出的决定承担责任，所以才获得了巨大的成功。当然，每一个选择的背后都有一个需要被承担的后果，比尔·盖茨也会想到自己的选择有可能的后果，但是他还是勇敢地做出了退学的决定。

没有任何其他的方法可以帮助你改变自己，除非你勇于决定你自己，你或许有过一段时间的失败或痛苦，但这并不表示你的未来没有希望，只要我们对自己负起责任，不把决定权给别人。

成功，首先要战胜自己

生活中，我们每个人都知道，任何人都不是完美的，人最大的敌人是自己。只有能够战胜自我的人，才是真正的强者。哲学家尼采曾说过这样一句话：听过"自制力"这个词，并不代表你就能真正做到自制，自制需要你拿出实际行动，更需要你从小事做起。每天克制一件小事，做自己行为的主人。

在尼采看来，自制就是控制自我，也就是要控制内心的欲望、抵制诱惑，要掌控自己的行为，成为自己行为的主人。并且，尼采认为，自制绝不能光靠嘴上说说，要拿出实际行动来，一个人在小事上做不到自制，就不可能做成大事。

事实上，古往今来，凡是成功人士，他们往往具有一个共性特质：善于自律，以达到某种目标。例如，德国音乐家巴赫在童年时期为了去汉堡听一位管风琴大师的演奏，曾多次步行走 90 多里，他之所以能坚持这么长时间，第一是因为他热爱音乐，第二是因为他具有超强的自控力；越王勾践卧薪尝胆的故事早已是家喻户晓，他能够一雪前耻灭掉吴国，除了他心中强烈的复仇意愿外，还有他令人钦佩的自控力。

生活中，一些人之所以做了不该做的事，就是因为自制力不够，抵挡不住诱惑。可见，我们每一个人，都应该认识到自控心理对于人生发展的重要性。只有坚决地约束自己、战胜自己，最终才能战胜困难，取得成功。

保罗·盖蒂是美国的石油大亨，一生赚下无数的财富。但谁也没想到的是，他曾经是个大烟鬼，烟抽得很凶。

曾经有一次，天黑了，他只得留宿在当时一个小城市的旅馆中。这天夜里，他怎么也无法入睡，因为他的烟瘾犯了，他想找一根烟抽，但他摸了摸上衣的口袋，发现是空的。他从床上坐起来，想在自己的外套口袋或者公文包中找一根烟来解决问题，但是无论他怎么找都没有找到，他心想，外面的商店、酒吧等地方总有吧。于是，他穿上了衣服，准备出门，因为没有烟的滋味很难受，越是得不到就越想要，他当时就是很想抽烟。

就在盖蒂伸手去拿雨衣的时候，他突然停住了。他问自己：我这是在干什么？

盖蒂站在门口想，一个应该算的上相当成功的商人，竟然在半夜要冒雨、走几条街去买一盒烟？没多会儿，盖蒂下定了决心，把那个空烟盒揉成一团扔进了纸篓，脱下衣服换上睡衣回到了床上，带着一种解脱甚至是胜利的感觉，几分钟就进入了梦乡。

从此以后，保罗·盖蒂再也没有拿过香烟，当然他把事业越做越大，成为世界顶尖富豪之一。

这里，我们看到了一个真正的强者，他懂得约束自己的行为，懂得为自己的所作所为负责。这样的人必当能在人生道路上把握好自己的命运，

不会为得失越轨翻车。

我们听过这样一句话"上帝要毁灭一个人，必先使他疯狂"。这句话的意思是，一个人一旦失去自制力后，那么，他距离灭亡也不远了。的确，一个人连自己的行为也不能控制，又怎么能做到以强烈的力量去影响他人，获得成功呢？

那么，我们该如何培养自己的自我控制能力呢？

1. 结果比较法

你可以借鉴那些自制力强的成功者的思维方式，如你可以先静心，然后多分析分析事情的前因后果：如果多花些时间在学习和工作上，会取得什么样的结果；而如果把时间浪费在吃喝玩乐上，又会怎样？进行前后的对比，你就能明白什么会带来真正的快乐，什么是长久的痛苦了。比较之下，你就能看到事情的不同面和不同结果，自然也就知道现下的自己该做什么了。

2. 强者刺激法

这种方法，需要你首先选定几个在你看来是成功的人，如人所共知的比尔·盖茨、戴尔·卡耐基、松下幸之助、李嘉诚、李政道……当然，你也可以选择你身边那些为你所敬佩的人，你可以了解和学习一下他们是怎么勤奋工作、学习的。有了行为样本，你就会想到那些人正在干什么，你也就可以自觉取舍了。

3. 行为惯性法

例如，你可以给自己划定一个比较容易拿得出的固定的时间，规定在这个固定的时间内，只能做哪些事情。例如，每天晚上十一点（睡觉前），喝一杯牛奶，这是很容易做到的，你的头脑会渐渐地变得愿意执行任务。在习惯之后，你再逐步加入一些难度大的任务，在一切形成习惯之后，自制力也就随之形成了。

总之，失去控制的人生最终会使你失败。唯有自制的人，才能抵制诱惑，有效地控制自身，把握好自我发展的主动权，驾驭自我。一个人除非能够控制自我，否则他将无法成功。

把握自己，享受生活的乐趣

每个人都想成功，都想实现自己的理想，但有的人常常做出计划后却三天打鱼两天晒网，执行计划的时候遇到麻烦，而这个麻烦的起源就是自己。掌控自我是件不容易的事，人性有懒惰的一面，而我们大多希望自己是自由自在、不被束缚的，可是没有条条框框的约束，没有秩序和规律，每个人都无法自由地生存。人们希望不劳而获，可是不付出必然没有所得，所以要克服自己的惰性，才能真正做成一件事情。

有位著名的心理学家蔡格尼在 1927 年做了一项试验：他将受试者分成两个小组，让这两个组同时做相同的数学题。然后让第一组顺利完成，在第二组做题的中途打断。最后让两组人员同时回忆刚刚做的题目，结果是第二组被打断的人回忆得明显比第一组顺利完成的人好。由于第二组成员被打断了做题思路，这种不愉快一直保持在他们的记忆中，而第一组因为顺利完成了题目，心里留下的是完成的满足感，而不再去关注具体题目是什么。

这种解答自己未完成任务并将这些任务深刻留存在记忆中的现象叫作"蔡格尼效应"。

例如，在自己写信时写了一半，突然没有了信纸，我们大都会放下笔去买信纸回来接着写，或者如果有一本小说让你爱不释手，你也许会熬夜将这个惊险刺激的故事读完，之所以会有这样的现象，是因为我们天生就有一种做事有头有尾的驱动力在驱使着我们。再如，给你一张图画，画面上有一个带有小缺口的正圆，旁边有一支笔，大多数人会有一种想拿起笔

补全这个圆的冲动，这也就是蔡格尼效应的具体表现。

关于这种心理现象，曾有这样一个故事：

有一位爱睡懒觉的大作曲家，妻子常常为叫他起床而头疼，想了很多办法都不奏效。突然有一天，妻子想出了一个新办法，想再试一次看是否奏效。她起床后在丈夫的钢琴上弹出了一首曲谱的头三个和弦，然后戛然而止，作曲家对琴声非常敏感，他在听了这几个和弦后，辗转反侧，再也睡不下去了，最终爬起来，将这首曲子弹完，而这时他也清醒了。

我们大多数人都在内心隐藏着一种完成的欲望，如果一件可以完成的事半途而废，就可能心有不甘、难以割舍。"蔡格尼效应"容易使人走入两个极端：一种是当一件事未完成时，有些人会出现类似强迫症的心理，时刻逼迫自己一定要将这件事完成，不然就什么都做不下去；另一种是驱动力不足，当一件事做了一半而被迫中断，这些人很快就会放弃，致使这件事情半途而废，这样的人常常一事无成。

这两种人都需要进行一定的调整才能更好地完成自己的事情。

驱动力太强的人常常给自己太大的压力，这会使自己精神紧张，越紧张越不能轻松地完成任务，这类人应该放松自己的心情，调整好工作、休息的时间，找到一个相应的平衡点，这样来慢慢进行调整，不必急于一时将工作做完，最重要的是劳逸结合。

对于驱动力太弱的人来说，他们常常半途而废，这也许是因为他们信心不足，也许是因为他们没有耐心。而要想做出改变，就必须先完成一件事情，让这类人感受到完成的喜悦。有位心理医生为这样的人提出过一个建议，他要求这类人面对工作时集中精力工作十分钟，然后休息休息，再集中精力工作下一个十分钟，直到把工作做完为止。

不管是在学习、工作还是生活中，我们都应该学会劳逸结合。不会玩的人就不会学习，工作起来不休息的工作狂最终也坚持不到最后，只有懂得如何休息、如何安排自己的作息时间的人，才是最高效、最成功的人。我们要学会在生活中寻找平衡点，找到这个平衡点，即便我们面临着众多的生存压力，也可以游刃有余地轻松生活。这就要求我们能够自己把握自己的生活。想要生活得如鱼得水，我们可以先找寻生活的平衡点，面对生活的重担，不要给自己太多压力，也不要急功近利，要知道罗马城不是一天建成的，什么事情都需要一步一步去做。只有学会调节自己的心理，才能享受到生活的乐趣。

信念，让梦想成为现实

也许在我们每个人的心中，都希望自己能拥有完美的终身事业，当然，最终结果却并非如此，当你问他们为什么没有达到自己的梦想时，他们又能找出一大堆理由。但其实，这都是他们的借口而已，最为根本的原因只不过是他们的信念易于改变。

行为和情感都是源于信念，而要想根除促成情感和行为产生的信念，就要问自己根除它的原因。对于那些你认为做不到的事，为什么不问问自己为什么呢？其实，只要细想，你就知道，你认为"不可能"只是在自欺欺人而已，你低估了自己的能力，只要你懂得扭转内心那些阻碍进取的信念，就能变消极为积极，实现自己的目标。

在强有力的信念作用之下，是能带来奇迹的，信念能使人们的力量倍增，如果失去信念，我们将一事无成。所以，当我们遇到困难时，要在心中建立一个成功的信念，这样，我们就能努力找到事情的光明面，然后用乐观的态度去寻找方法，将困难解决。

世界酒店大王希尔顿，用少量资本创业起家，有人问他成功的秘诀时，

他说："信心。"

美国前总统里根在接受《成功》杂志采访时说："创业者若抱有无比的自信心，就可以缔造一个美好的未来。"

生活中的每一个人，只要有成功的强烈愿望，那么，你也会让他人更容易相信你的能力，因而也会得到更多的锻炼机会，你会更容易成为一个有能力的人。

在很多渴望成功的人眼里，石油大王洛克菲勒是他们学习的榜样。他能从一无所有到拥有现在的商业帝国是一个传奇，但事实上，这却是他持之以恒、积极奋斗的回报，是命运之神对他艰苦付出的奖赏。他曾经对自己的儿子说过这样一句话："我们的命运由我们的行动决定，而绝非完全由我们的出身决定。"生活中的我们也需要记住，一个人的命运如何，是掌握在自己手里的，出身只能决定我们的起点，不能决定我们的终点，对此，洛克菲勒的人生轨迹可加以证明。

幼年时的他就开始随父母过着动荡不安的生活，他们总是搬迁。到他11岁时，父亲因一桩诉讼案而出逃。此后，年仅11岁的洛克菲勒就担起了家里生活的重担。

后来，对知识的渴望，让他在商业专科学校学习了3个月，在学会了会计和银行学之后就辍学了。

出了学校的洛克菲勒，刚开始在休伊特·塔特尔公司做会计助理。在工作中，他始终不忘学习。每次，当休伊特和塔特尔讨论有关出纳的问题时，洛克菲勒总是认真倾听，从中汲取知识。另外，洛克菲勒在这家公司工作期间，为公司带来不少效益，赢得了老板的赏识。

洛克菲勒很细心，每次在公司交水电费的时候，他都要逐项核查后才付款。而老板只看总金额，这很快让洛克菲勒取得了老板的信任。

又有一次，公司高价购买的大理石有瑕疵，洛克菲勒巧妙地为公司索回赔偿。休伊特很欣赏他，就给他加了薪。

后来，洛克菲勒从一则新闻报道中得知由于气候原因英国农作物大面积减产。于是他建议老板大量收购粮食和火腿，老板听从了他的建议。公司因此而获取了巨额的利润。

成绩斐然的洛克菲勒要求加薪，遭到了休威的拒绝。于是，洛克菲勒离开公司决定创业。当时，洛克菲勒只有 800 美元，而创办一家谷物牧草经纪公司至少也得 4000 美元。于是他和克拉克合伙创业，每人各出 2000 美元。洛克菲勒想办法又筹集了 1200 美元，才凑够了 2000 美元。这一年，美国中西部遭受了霜灾，农民要求以来年的谷物做抵押，请求洛克菲勒的公司为他们支付定金。公司没有那么多资金，洛克菲勒从银行贷款，满足了农民的需要。经过一年的苦心经营，获利 4000 美元。

如今，洛克菲勒中心的 53 层摩天大楼坐落在美国纽约第五大道上。这里也是标准石油公司的所在地。标准石油公司创立之初（1870 年）仅有 5 个人，而今天该公司拥有股东 30 万，油轮 500 多艘，年收入已达五六百亿美元，可以说，这里的一举一动牵动着国际石油市场的每一根神经。

洛克菲勒的人生就是从一个周薪只有 5 美元的会计助理开始的，但他经过不懈的奋斗建立了一个令人艳羡的石油王国。洛克菲勒的成功并不是一个神话，他只是更懂得运用行动和智慧来经营人生，他有一双发现机会的慧眼。他从为别人打工开始，就显示出了与众不同的智慧。

这个真实的故事再次使我们坚信：一个人的内心如果在年轻时就树立一个目标，并坚持不懈地为之努力，那么，他一定会是一位成功的人。

的确，人的潜力是无穷的，如果你对自己有足够的信心，你就会发现自己原来拥有这样的潜力，原来自己可以做到许多事情，如果你想有个辉煌的人生，那就把自己扮演成你心里所想的那个人，让一个积极向上的自我意象时时伴随着自己。

总之，信念是一种无坚不摧的力量，当你坚信自己能成功时，你必能成功，许多人一事无成，就是因为他们低估了自己的能力，妄自菲薄，以至于缩小了自己的成就。信心能使人产生勇气，成功的契机是建立自己的信心和勇气，以信心克服所有的障碍。

充满自信，自己先肯定自己

每个人都希望得到别人的认同与肯定，但是，在别人肯定你之前，你要先肯定你自己。肯定你自己的能力，这是你通往成功路上的一个保证，如果你都把自己否定了，那么别人凭什么来肯定你呢？不管在任何时候，都要充满自信，肯定自己的能力，只有这样，你才会获得成功。

发明家爱迪生曾经长时间专注于一项发明。对此，一位记者不解地问："爱迪生先生，到目前为止，您已经失败了一万次了，您是怎么想的？"

爱迪生回答说："年轻人，我不得不更正一下你的观点，我并不是失败了一万次，而是发现了一万种行不通的方法。"

正是怀着这份自信，爱迪生最后成功了。在发明电灯时，他也尝试了一万四千种方法，尽管这些方法一直行不通，但他没有放弃，而是一直做下去，直到发现一种可行的方法为止。

尼克松是大家极为熟悉的美国前总统，但就是这样一个大人物，却因为一个缺乏自信的错误而毁掉了自己的政治前程。1972年，尼克松竞选连任。由于他在第一任期内政绩斐然，所以大多数政治评论家都预测尼克松将以绝对优势获得胜利。然而，尼克松本人却很不自信，他走不出过去几次失败的心理阴影，极度担心再次失败。在这种潜意识的驱使下，他鬼使神差地做了后悔终身的蠢事。他指派手下人潜入竞选对手总部所在的水门饭店，在对手的办公室里安装了窃听器。事发之后，他又连连阻止调查，推卸责任，在选举胜利后不久便被迫辞职。

尼克松本来可以以绝对优势获胜，但就是因为他缺乏自信，不肯定自己，最终酿成历史上有名的"水门事件"。不仅断送了自己的政治生涯，还使自己在史册上添了一大败笔。要想获得别人的肯定，首先，你就要肯定自己。

我们在生活、工作中有时候会发现一些错误，或许某些权威让我们觉得这些错误是不适当的，这时候，我们不能肯定自己辨别错误的能力，并且开始怀疑自己的能力。导致我们不敢大胆地指出错误，其实在这个时候，我们就更应该肯定自己，而不是怀疑自己的辨别能力。

一所音乐学院的练习室里，走进来一位学生。钢琴上摆放着一本全新的乐谱。

拿到乐谱，这位学生看了看，然后自言自语："难度太大了……"他顿时觉得信心全无。要知道，这样的事已经持续 3 个月了，不知道教授到底在想什么，为什么要这么折磨他，他定了定神，决定还是硬着头皮上，他开始用自己的十指奋战、奋战、奋战……琴音盖住了教室外面教授走来的脚步声。

指导教授是个极其有名的音乐大师。他第一次为学生上课时，就给他拿来一份乐谱，然后告诉他："试试看吧！"乐谱的难度并不是音乐系的新生能驾驭的，所以，学生弹得很生硬、错误百出。下课时，他都会说："还不成熟，回去好好练习！"

学生练习了一个星期，第二周上课时正准备让教授验收，没想到教授又给了他一份难度更大的乐谱，"试试看吧！"上星期的课教授也没提。学生再次挣扎于更高难度的技巧挑战。

到了第三周，教授又给了他一个更高难度的乐谱，这样的情形持续着，学生每次在课堂上都被一份新的乐谱所困扰，然后把它带回去练习，接着

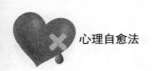

再回到课堂上，重新面临两倍难度的乐谱，却怎么样都追不上进度，一点也没有因为上周练习而有驾轻就熟的感觉，学生感到越来越不安、沮丧和气馁。教授走进练习室，学生再也忍不住了。他必须向教授提出这3个月来何以不断折磨自己的疑问。

教授没开口，他将最早的那份乐谱拿出来，然后递给学生。"弹奏吧！"他的眼光中充满了坚定，然而，不可思议的事情发生了，连学生自己都惊讶万分，这首曲子能被他弹得如此美妙，接下来，教授又让学生弹奏第二次上课时的高难度乐谱，然而，学生依然呈现出了超高的水准……演奏结束后，学生怔怔地望着教授，说不出话来。

对于学生的疑问，教授说："我知道你有擅长的部分，但如果我一直让你演奏这个部分，可能你现在还在练习最初的那个最简单的乐谱，怎么会有现在的水准呢……"

从这个故事中，我们发现，我们原以为自己只习惯在自己熟悉的领域表现自己的能力并驾轻就熟，而事实上，如果我们自信一点，并能将那些压力转化为动力，那么，我们便能挖掘出无限的潜力，甚至可以超水平发挥！

总之，肯定自己就是相信自己，每个人的能力都是一定的，如果你认定自己是一个有能力、有才华的人，那么你就会发挥出你的一切天赋；相反，你否定自己，认为自己是个"窝囊废"或者"疯子"，那么你就觉得自己一无是处，根本发挥不出任何优势。事实上，只要有一点点肯定自己，就会获得别人加倍的认可，这样你就会离成功越来越近。

心中有方向，脚下才有路

在刘易斯·卡罗尔的作品《爱丽丝漫游奇境记》中，有这样一段猫和爱丽丝的对话，十分有趣。

　　爱丽丝问："请你指点我，我要走哪条路？"

　　猫问："那要看你想去哪里？"

　　爱丽丝回答："去哪儿无所谓。"

　　猫说："那么走哪条路也就无所谓了。"

　　这一对话寥寥数语，却也耐人寻味。任何人，在心中无梦想、无目标的情况下，自己不知道该怎么走前面的路，别人也无法帮助你，当自己没有清晰的梦想时，也就没有努力的方向。

　　在非洲的森林里，曾有 4 个探险队员来探险，他们拖着一只沉重的箱子，在森林里跟跄地前进着。眼看他们即将完成任务，队长却突然病倒了，只能永远地待在森林里。在队员们离开他之前，队长把箱子交给了他们，告诉他们说：请他们出森林后，把箱子交给一位朋友，他们会得到比黄金更重要的东西。

　　3 名队员答应了队长请求，扛着箱子上路了，前面的路很泥泞、很难走。他们有很多次想放弃，但为了得到比黄金更重要的东西，便拼命走着。终于有一天，他们走出了无边的绿色，把这只沉重的箱子拿给了队长的朋友，可那位朋友却表示一无所知。结果他们打开箱子一看，里面全是木头，根本没有比黄金贵重的东西，也许那些木头也一文不值。

　　难道他们真的什么都没有得到吗？不，他们得到了一个比金子贵重的东西——生命。如果没有队长的话鼓励他们，他们就没有了目标，就不会去为之奋斗。从这里我们可以看到，目标在我们追求理想的过程中的指引作用！

　　同样，追求梦想的过程也不是一帆风顺的，无数成功者为自己的理想和事业竭尽全力。而实际上，生活中，很多人因为无法承担追求梦想带来的困难和痛苦，就追求安稳的生活，每天两点一线，上班、回家，回家、

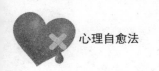

上班，逐渐对梦想失去激情，而当他们看到他人风光无限或是衣食富足时，又嫉妒得要命。天上不会掉馅饼，即使掉了也不一定会砸到你的头上，凡事有因才有果，你付出了才能有回报，甘于现状、不思进取却又企望富贵发达，这就是"白日做梦"。

我们每个都应该明白一个道理，说一尺不如行一寸，也只有行动才能缩短自己与目标之间的距离，只有行动才能把理想变为现实。成功的人都把少说话、多做事奉为行动的准则，通过脚踏实地的行动达成内心的愿望。但任何行动，如果没有一个明确的指引方向，都是无意义的。

诚然，我们都渴望成功，都有自己的梦想，但梦想并不是参天大树，而是一颗小种子，需要你去播种、去耕耘；梦想不是一片沃土，而是一片蛮荒之地，需要你在上面栽种绿色。如果你想成为社会的有用之才，你就要"闻鸡起舞"，甚至需要"笨鸟先飞"；如果你想著作出精神之作，就需要呕心沥血……梦想的实现是建立在阶段性的目标的基础上的，需要以奋斗为基石，如果你要实现心中的那个梦想，就行动起来吧，去为之努力，为之奋斗，这样你的理想才会实现，才会成为现实。

第 8 章

悲观自愈疗法：调整心态，用阳光的心面对生活

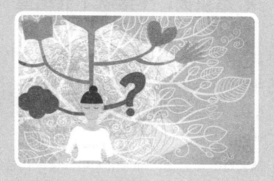

  我们都知道，生活不总是一帆风顺的，当我们航行在生活的海洋中，很多时候会遇上大风大浪，甚至狂风暴雨，即使我们驾驶的是一叶扁舟，我们也不能放弃，要做一个最好的掌控生活的水手，只有自己创造积极的生活态度，才能成功驾驶这只小船驶向理想的彼岸，完成人生的航行。积极面对生活，是我们生存下去的最佳模式，乐观向上的态度可以帮助我们战胜困难，向着更美好的生活前进。

心态积极，生活就不会绝望

对于现代社会大多数人来说，通常都只会遇到生活中小小的挫折和无奈，但这些挫折和无奈又被认为是不可更改、不可逆转、不可实现的，于是轻易地选择了放弃。其实大多数时候，这只是一种错觉，这些"不可能"把我们的生命"围"住了。

每一朵乌云都会有一丝亮光，每一个人生都有一线希望。绝境，永远都只是弱者的绊脚石，而对于真正的强者来说，绝境会是人生最佳的垫脚石。如果你在绝境中仍保持乐观的心态、坚定的信仰，那希望之火就会永不泯灭，成功终将敲响你的房门；如果你在绝境之中被消极心态所侵蚀，那你的前方就会布满疑云迷雾，即使出现机会也看不清、抓不到。保持良好的心态，再坚持一分钟，也许下一个成功者就是你。

这是发生在非洲的一个真实的故事。

在一个矿井里，6 名矿工正在采煤。突然，一声巨响后，矿井坍塌了，出口完全被堵住了。这 6 名矿工顿时不知所措，陷入慌乱之中，但很快，他们平静下来了，他们一言不发，地下工作的经验告诉他们，他们面临的最大问题是缺乏氧气，井下的空气还能维持 3 个多小时，最多 3 个半小时，而且，这是在应对得当的情况下。他们料想，因为矿井坍塌，矿井上方的人应该已经知道了这件事，他们要想获救，上面的人就必须重新打眼钻井才能找到他们。但是，在空气用完之前他们能获救吗？所以，这些矿工决定尽一切努力节省氧气，于是，他们全部躺在了地上，以减少体力消耗。

这 3 个小时一下子成为这 6 名矿工一生中最难熬的时间，他们中间，只有一个人佩戴了手表，他也成为大家的焦点：过了多长时间了？还有多长时间？现在几点了？大家都不停的问他。时间被拉长了，在他们看来，2 分钟的时间就像 1 个小时一样，每听到一次回答，他们就感到更加绝望。

领头的矿工突然发现，如果大家都这样焦虑下去，那么，还没等到走出矿井，就因为缺氧而丧命了。所以，他要求由戴表的人来掌握时间，每半小时通报一次，其他人一律不许再提问。大家遵守了命令。当第一个半小时过去的时候，这人就说："过了半小时了。"

戴表的人发现，随着时间慢慢过去，通知大家最后期限的临近也越来越艰难。于是他擅自决定不让大家死得那么痛苦，他在第二个半小时的时候，没有通知大家时间，而是又过了四十五分钟，而此时，大家是那么相信他，谁也没有怀疑；这样，又过了一个小时，他还是说："又是半个小时过去了。"另外 5 人各自都在心里计算着自己还有多少时间。表针继续走着，每过一个小时大家都收到一次时间通报。

外面的人加快了营救工作，被困矿工所处的位置使他们很难在 4 个小时之内救出他们。4 个半小时到了，最可能发生的情况是找到 6 名矿工的尸体。但他们发现其中 5 人还活着，只有一个人窒息而死，他就是那个戴表的人。

在这种情况下，人们本能的求生意识被激发，原本只能维持 3 个半小时生命的矿工们居然坚持了 4 个半小时，这就是信心的力量。而那位戴表的矿工在时间逝去的提醒下，丧失了信心，"哀莫大于心死"，他是被内心的恐惧打败了。"人生最重要的才能，第一是无所畏惧，第二是无所畏惧，第三还是无所畏惧"。这 5 名矿工之所以能活下来，再次证明了这个道理。

信心能使得人们具备顽强的意志力，并可能会"起死回生"。

看完这则故事，对生活中的你是不是有所启发呢？生活亦是如此，有的时候，我们对这个世界充满了恐惧和困惑，总会轻易地想到放弃。可实际上，人生没有绝望的处境，只有在处境中绝望的人。心理学家分析，绝境中恐慌、害怕、焦虑等各种负面情绪已然可怕，如果当事人还不能够进行正确的自我心理引导的话，那很有可能受一时情绪的控制，酿成令人抱憾终身的结局。

可见，人生没有真正的绝境，心态决定命运。生活中的你或许有这样或那样的不如意，那么请细想一下，是什么导致了这些不幸的结局？也许导致这种不幸的不是别人，正是你自己。是你消极的心态把你推上了不幸的列车，是你最后的放弃让你与原本属于你的幸福失之交臂。

生活中，每个人或多或少都会遇到自己的人生绝境。或许，你正身患绝症，对明天失去了希望；或许，你的事业陷入了困境，你的公司随时都有破产的危险；又或许，你正陷入巨额负债中不知道未来如何……逆境中，怨天尤人和乐观面对是两种截然不同的心态，怎样的心态在某种程度上就意味着怎样的命运。是福是祸，是对是错，一切都源于你的选择，你是想在泥沼中深陷，还是在烈火中重生？

当你下一次选择放弃时，请闭上眼，默默对自己说三次："没有绝望的生活，只有消极的心态。"也许当你睁开眼睛时，你便会发现，成功已悄然来临。

你看到的，是你眼里的世界

中国人常说："因果联系"，的确，只有时时保持一种积极的人生态度才有获取成功的希望。我们任何一个人也只有始终保持积极阳光的心态，才能获得幸福的人生。无论你遇到多大的挫折，都必须勇于承担，用乐观积极的心态去面对，即使心里再苦，也要阳光地微笑。

曾经有两个人一起旅行，他们在沙漠中行走了很久，食物早就吃完了。他们停下来休息的时候，其中一个人拿出剩下的半壶水，问另外一个人："现在你能看到什么？"

被问的人答道："只有半壶水了，哎……"

而发问的人说："我看到的是，居然还有半壶水，我们又能撑一段时间了。"

最终，发问者靠着剩下的半壶水走出了沙漠，而被问的人却只走了一半，最终丧生在沙漠中。

为什么同样是半壶水，两个人的想法却完全不一样？最终结果也不一样？这就是因为他们的心态不同。你看到的，就是你眼里的世界，乐观的心态总会给人们带来好运，处于挫折中的人们也不必焦虑，其实困难就是纸老虎，战胜它最好的办法就是藐视它，你越是看重它，它就越发地淘气捣乱，让你不好过；你若是看轻它，不把它当回事，它也就不敢挑衅你了。

同样，懂得心理自愈的人，总是能看到事物的积极面，即使身处绝望之中，他们仍然能看到希望的种子，他们永远拥有乐观向上、不断奋斗的不竭动力。相反，那些失败者，他们总是一味地抱怨，总是认为上天不公平，落后时不想奋起直追，消沉时只会借酒消愁，得意时又会忘乎所以，他们之所以失败只因为他们没有学会控制自己的情绪。

任何人的一生，都需要用心来描绘，无论自己处于多么严酷的境遇之中，心头都不应为悲观的思想所萦绕，应该让自己的心灵变得通达乐观。罗根·史密斯说过这样一段话，言简意赅，他说："人生应该有两个目标，第一是，得到自己所想的东西；第二是，充分享受它。只有智者才能做到第二步。"

当然，在挫折和失败面前你难免会产生一些焦虑情绪，但我们必须及

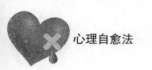

时调整，用微笑的面孔重新迎接生活。具体说来，你可以这样做：

1. 学会转换思维

例如，面对着半杯水，对于乐观旷达、心态积极的人而言，是："哈，真高兴我还有半杯水！"对那些悲观沮丧、患得患失的人而言，则是："唉，只有半杯水了，这该如何是好呀？"

因此，对那些乐观旷达、心态积极的人而言，两个都是好机会。而对那些悲观沮丧、心态消极的人而言，两个都是不好的机会。

2. 克服懦弱，提高修养

提高修养本身就是在克服懦弱的习气。当你遇到挫折和困难时，在不良的习气面前，你若能及时地克制住的话，证明你本身就具备一种魄力，也只有这样，才能避免做出不理智的事来；而如果你不能自主地克制而迁就于它的话，就是懦弱。

3. 培养情商，积极进取

法国作家莫泊桑有一句名言，人是生活在希望中的。情商高的人有很高的上进心、进取心，有进取心总是对未来充满希望。充满希望的人对未来、对社会、对祖国、对民族、对单位、对自己、对家庭、对人生都充满希望。

总之，在困难和挫折面前，要坚强，即使心里再苦，也要阳光地微笑，"黯然神伤时，则所遇尽是祸；心情开朗时，则遍地都是宝"，如果你想获得幸福的话，就坚强一点吧！

失败也许是在为你修成前往成功的路

人们都渴望成功，厌恶失败。更有甚者，还为自己定下了"宁可没有成功的机会，也要避免遭受失败的痛苦"的座右铭。可是，谁人没有失败过，谁人一生总是被成功的喜悦包围？世间种种总是先苦后甜，经历过风吹雨打的果实才会更香、更甜。

许多人都只看重成功时的辉煌，却忽视了成功之前无数的艰辛和失败。日本企业家本田说："很多人都梦想成功，可是我认为，只有经过反复的失败和反思，才会成功。实际上，成功只代表你努力的 1%，它只是另外 99%的被称为失败的东西的结晶。"

成功总是在最高处发散着炫彩夺目的光芒，但攀越高峰的阶梯，正是成功前失败的磨炼。站在低处仰视，成功遥不可及，但如果你顺着阶梯向上爬，说不定还会长出一对美丽的翅膀，直接带你飞向彩云的最高处。

1906 年 11 月，本田宗一郎出生在日本荒僻的兵库县的一个贫穷家庭。由于家庭贫穷，9 个孩子中有 5 个因营养不良而早夭。

本田在上学的时候非常喜欢逃课，这让他的父亲伤透了脑筋。用本田自己的话说："那种正规的教育真是让人厌恶！"但是，对于学校的实验课，他却非常喜欢，所以他经常逃课去别的班级上他们的实验课。早期的这种富于探索的精神，为他以后的事业奠定了良好的基础。

后来，本田创立了自己的摩托车制造公司。当时摩托车行业已经快趋于饱和了，但是他没有畏惧，依然硬着头皮挤了进去。在 5 年内，他打败了 250 个竞争对手，实现了儿时的制造更先进的摩托车的梦想。当然，这期间，他经历了一系列失败。

在本田成功的时候，他说："回首我的工作，我感到我除了错误、一系列失败、一系列后悔外什么也没有做。但是有一点使我很自豪，虽然我接连犯错误，但这些错误和失败都不是同一原因造成的。这使我在失败中学到了很多东西。"

本田总结道："企业家必须善于瞄准不可能的目标和拥有失败的自由。"这句话言简意赅地阐明了做大事的人所必须拥有的心态，对很多人产生了

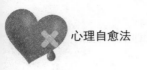

深远的影响。

本田的成功经历告诉我们，人生没有一帆风顺的，都要经历一些挫折和失败。挫折和失败并不可怕，可怕的是因为害怕而放弃了希望。只有那些把挫折和失败当成动因并能从中学到一些东西的人，才会接近成功。因为心态是决定事业成功的奠基石，未来的路我们谁都无法预料，我们能做的就是放平心态，锁定目标，攻克形形色色的困难。

"宝剑锋从磨砺出，梅花香自苦寒来"，失败是人生必修的课程，而林肯，无疑是这堂课最好的学生。他不断地遭受打击，却又不断地与命运抗衡，拼搏、努力、奋斗过后，终于迎来了人生最大的辉煌，成为令全世界都为之叹服的伟人。也许，冥冥之中自有定数，先前所有的不幸都是为他日后的巨大成就做准备。

我们要学会正确看待失败，在失败中看到希望的曙光，否则很有可能会踏上生命的不归路。想当年，项羽一败涂地，自觉无颜见江东父老，遂自刎乌江。输不起的西楚霸王彻底败了。不是输在那次决战，而是输在他甘败的心态。若干年后，杜牧游此地时题下了"胜败兵家事不期，包羞忍耻是男儿。江东子弟多才俊，卷土重来未可知"的诗句。霸王已随时光消逝，但留给后人的却是无尽的惋惜和揣测。时至今日，我们仍不禁联想，倘若项羽当时真的驾船而去，那中国的历史又该怎样改写呢？

从失败中吸取经验是千古不变的法则，这则法则不仅适合个人发展，也适合企业的管理。世界上最大的日用品公司——宝洁公司曾流传着这样一个不成文的规定：宝洁公司的员工如果在3个月内没有出现任何错误，那就会被视为不合格的员工。对此，宝洁公司全球董事长白波先生解释说：这证明在这3个月内，他什么也没做。

保洁公司的规定向我们展示了一个富有韵味的道理：成功是蕴于失败之中的，是由无数次的失败汇聚而成的。没有人可以毫无过错地诠释自己的人生，只有在经历了挫折、苦难、痛苦之后，才能从中得到感悟，化消极为积极，使失败成为人生的垫脚石，一步步迈向成功的辉煌大道。

其实，成功和失败在同一轨迹上，它们是一对孪生兄弟，总是相伴而生。人的一生，说到底，就是在成功和失败之间荡秋千。古今中外哪一个有成就的人不是经历了无数次失败，然后在失败的泥坑中爬起来勇往直前的？对他们来讲，就算有一千次的失败，也会有第一千零一次的站起来。

没有失败，就无所谓成功，关键是我们对于失败的态度。而生活就是要面对失败和挫折。当你一蹶不振而悲观失望时，切记失败是成功之母，几次碰壁不算什么，人生后边的路还很长很长。

任何人，都在尝试错误的过程中不断进步，人生处处都有失败，而真正的强者，即使失败，仍能看到希望，韬光养晦后重新奋起。人生真正的完美，也许并不在于你有多少次成功，而在于你失败后毅然站起的次数，正如美国通用电器公司创始人沃特所言："通向成功的路就是把你失败的次数增加一倍。"

艰难困苦对每个人都是一样的公平

我们都知道，人生路上，挫折总是难免的，在追求梦想的过程中更是如此，我们得到的不可能全是掌声和鲜花、成功和荣誉，更多的是泪水和挫折，而我们只有树立正确的挫折观，才能增强自己的抗挫折能力。而事实上，艰难困苦对于每个人来说都是一样的公平，我们都只有经历一些失败，才能逐渐增强心理承受能力。面对日后人生路上的种种失败、生活中的种种不如意，也就不会一蹶不振。

事实上，人生本来就是一场面对种种困难的"无休止挑战"，也是多

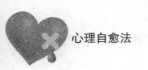

事多难的"漫长战役",这场战役必须由我们自己去打,其他人是无法代替的。你若总是缺乏主动性和信心,那么,你的这场人生之战最终是会失败的。

曾经有个一周岁左右的小男孩,一次被年轻的妈妈牵着小手来到公园的广场前,这个广场上,有个十几个阶梯的台阶,妈妈原本准备牵着小男孩上台阶,但没想到的是,这个小男孩居然挣开了妈妈的手,要自己爬上去。

然而,台阶实在太高了,当他爬了几个台阶以后,他觉得很害怕,就回头看看妈妈,结果妈妈还是站在原地,也没有要抱他的意思,只是给了他一个鼓励的眼神。于是,他回过头来,继续爬,尽管很吃力,但他手脚并用,最终还是爬上去了,直到这儿,年轻的妈妈才过去将儿子抱起来,并在儿子的脸蛋上狠狠地亲了一口。他爬上了有十几个阶梯的台阶。

这个小男孩,就是后来成为美国第 16 届总统的林肯。他的妈妈便是南希·汉克斯。

林肯出生在一个贫困的家庭,父亲是个农民,林肯接受过的正规教育的时间加起来还不到一年,但他却热爱知识、努力、上进、正直。没有好的学习条件,他就自己创造,他曾用小木棍在地上写字,不放过任何一个学习的机会。后来,林肯做过很多工作,当过工人,当过律师,也失业过。他从 29 岁起,开始竞选议员和总统,前后尝试过 11 次,失败过 9 次。在他 51 岁那年,他终于问鼎白宫,并取得了辉煌的业绩,被马克思称为"全世界的一位英雄"。

南希在林肯 9 岁那年不幸病故。但毫无疑问,她用坚强而伟大的母爱抚养了林肯,使他勇敢而坚定地走向未来。

的确,我们成长的过程就像走楼梯的台阶,随着时间的推移,你走过的台阶就越多。显而易见,也会遇到这样或那样的困难,每一个困难都需要我们自己去解决和应对,如果被他人搀扶着走,那么,我们最终会产生依赖性,甚至难以自立,更难立足于社会。

其实，困难就是一条欺软怕硬的走狗。你越畏惧它，它越威吓你；你越不将它放在眼里，它越对你表示恭顺。这个简单的道理我们每个人都懂，但说到畏惧困难，似乎那些刚出世没多久的小孩反倒比大人勇敢。孩子们敢和鳄鱼拥抱，和巨蟒共舞。因为无惧，所以无畏。

　　库雷曾说："许多人的失败都可以归咎于缺乏百折不挠、永不放弃的战斗精神。"的确，我们发现，一些人或满腹经纶，或能力超群，但他们却同时拥有一个致命的弱点，那就是缺乏一种抗打击的能力，往往一遇到微不足道的困难与阻力，就立刻裹足不前，没有韧性，遇硬就回，遇难就退，遇险就逃。因此，终其一生，他们只能从事一些平庸的工作。一个人跌倒并不可怕，可怕的是跌倒之后爬不起来，尤其是在多次跌倒以后失去了继续前进的信心和勇气。不管经历多少不幸和挫折，内心依然要火热、镇定和自信，以屡败屡战和永不放弃的精神去对付挫折和困境。那么，你就会不断强大起来。

　　逆境总是吞噬意志薄弱的失败者，也常常造就毅力超群的成功者。磨难是魔鬼，它夺走了你的光明；磨难也是天使，它是一座深不可测的宝藏。要在逆境中赶走魔鬼、拥抱天使，最重要的美德就是坚韧。而你若怕苦，就不会搞好学习，就不会成功，遇到困难就会后退，悲观地对待生活，这样很难适应社会的竞争。

　　总之，身处困境中，我们每个人都会心存不快，甚至抱怨命运的不公，但不正是因为这些折磨和困难才成长得更为历练吗？因为人们驾驭生活的能力是从困境中磨砺出来的。和世间任何事件一样，苦难也具有两重性。一方面它是障碍，要排除它必须花费更多的力量和时间；另一方面它又是一种肥料，在解决它的过程中能够使人更好地锻炼提高。

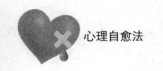

撒播一颗希望的种子

生活中，人们常开玩笑说："梦想很丰满，现实很骨感。"的确，我们每个人来到这个世界上，都想在这个世界上留下点什么，我们都历经了艰辛、困难、挫折、失败，变得沮丧，变得没有自信，从而放弃了原本的努力和追求，我们是如此的无奈。但是，成功的能有几个，大部分人都是平凡的，甚至是碌碌无为地度过漫长的一生，只是我们每个人都有着属于自己的梦想，但是为了生活，为了生计，却与当初的梦想背道而驰。这应该是大部分人的成长轨迹。

然而，无论如何，在追求梦想的过程中，我们无论何时都不能放弃希望。同样，生活中的人们，人生无常，当人生的不幸来临时，积极的心态是一个人战胜一切艰难困苦、走向成功的推进器。积极的心态，能够激发我们自身的所有聪明才智；而消极的心态，就像蛛网缠住昆虫的翅膀、脚足一样，来束缚人们才华的光辉。石油大王洛克菲勒曾说："命运给予我们的不是失望之酒，而是机会之杯。"这句话曾被他写进家信中，目的是告诉他的子女们，无论命运把我们置于何地，我们都不要放弃自己的梦想。洛克菲勒讲述了自己就业之初的一段辛酸史。

那时候，他刚从学校毕业，他立志要进入一家大公司，因为这样他才能以大公司的方式思考问题。于是，他开始了自己辛苦的找工作的历程。他来到一家银行，但不幸的是，他被拒绝了；接下来，他又去了一家铁路公司，结果仍然失败了。那是一段难熬的日子，天气又很热，但他还是坚持找工作，他所有的生活内容就是找工作，一个星期内，他把所有被他列入名单的公司都找了个遍，但仍然一无所获。

在外人看来，这是一件非常糟糕的事，但洛克菲勒告诉自己，没人能阻止我前进的脚步，阻碍你前进的最大敌人就是你自己，你是唯一永久能做下去的人。如果你不想让别人偷走你的梦想，那你就在被挫折击倒后立即站起来。

洛克菲勒没有沮丧、气馁，尽管他遇到了接二连三的打击，但反而坚定了他继续努力的决心，接下来，他又从头来说，一家一家地跑，有些公司，他甚至跑了几次。皇天不负有心人，这场漫长的求职旅程终于在一个半月以后结束了。

1855 年 9 月 26 日，他被休伊特 - 塔特尔公司雇用。这一天似乎决定了洛克菲勒未来的一切。

直到很多年后，洛克菲勒还是把 9 月 26 日当作"重生日"来庆祝，他对这一天抱有的情感远胜过他的生日。

的确，曾经有人说，人在功能上就像是一部脚踏车，除非你向上、向前朝着目标移动，否则你就会摇晃摔倒。从小到大，每个人都会有许多梦想。有人说："年少时，梦想往往很远大；成年后，梦想常常会缩小。步入盛年，我们的梦想或许越来越少；但是，我们的梦想不再不切实际，而是可以通过努力实现。"但实际上，年少时的梦想同样可以实现，只是很多时候，在众多现实问题和困难前，我们把它搁浅了。的确，现实车轮沉重缓慢地碾碎了许多人的梦想。

事实上，成功和失败之间的区别在于心态的差异：成功者着意亮化积极的一面，失败者总是沉迷消极的一面。心态是个人的选择，有成功心态者处处都能发觉成功的力量。一个人有了积极的心态，成功就变得容易了。

我们被上帝赐予了聪慧的大脑和坚韧的肌肉，不是为了让我们成为失败者，而是希望我们成为伟大的赢家，伟大的人生就是不断征服和变得卓越的过程，我们必须向这个目标前进，不怕痛苦，态度坚决，准备在漫长的道路上跌跤。总之，在追求梦想的过程中，无论我们遇到了什么，一定要振作起来！学会用积极的眼光看待问题，你就能看到阳光，看到希望。

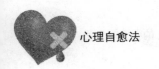

同时，哲人告诉我们，只要信念还在，希望就在。许多人一陷入困境，就悲观失望，并给自己施加很大的压力，其实，你应告诉自己，困境是另一种希望的开始，它往往预示着明天的好运气。因此，你只要放松自己，告诉自己希望是无所不在的，再大的困难也会变得渺小。可以说，这也是一种"和谐"的心态，如果你认为前方路途是好的，那么，你就能朝着这个好的方向行进，并最终看到曙光。

魏尔仑说："希望犹如日光，两者皆以光明取胜。前者是荒芜之心的神圣美梦，后者使泥水浮现耀眼的金光。"希望给人以坚定的信念，心中没有希望就不会耐心地等待，最美好的希望往往产生于最无望的逆境中。

人一生不可能常处顺境，有时候你会被淘汰出局，只要你继续参加比赛，就有希望存在，总会获得让你满意的成绩。天才未必就能富有，最聪明的人也不一定幸福，想要摆脱人生的困境，你就要让希望的阳光照进心田，要努力拯救自己、摆脱困境。

当然，信念只是起到支持行动的作用，要走出困境，关键还在于我们自己。古语云："自助者，天助之。"把别人的帮助当作希望，往往只是一种被动的奢求，外界的帮助使人更加脆弱，自助却使人得到恒久的鼓励。

苦难能吞噬弱者，更能造就强者

我们都知道，在人生道路上，困难和挫折是难免的，尤其是希望有一番成就的人们，更要有心理准备，人生会起起伏伏，我们无法预料，但是有一点我们一定要牢牢记住：绝境能吞噬弱者，也能造就强者。当你遇到逆境时，千万不要忧郁、沮丧，无论发生什么事情，无论你有多么痛苦，都不要整天沉溺于其中无法自拔，不要让痛苦占据你的心灵。即便身处绝境，我们也要有勇气直面困难并且做到一直向好的方向行进，这才是一种努力达到和谐的状态，那么，你最终将战胜困难，走出困境。

人们常说"置之死地而后生"。为什么生命在"死地"却能"后生"？就是因为"死地"给了人巨大的压力，并由此转化成了动力。没有这种"死地"的压力，又哪有"后生"的动力？这一点，也向我们证明了困境的激励作用。

实际上，上天对我们每个人都是公平的，为什么有些人能攫取成功的果实，有些人却只能甘于平庸？其中一个很大的原因就在于他们是否有走出困境的毅力。命运在为我们创造机会的同时，也为我们制造了不少"麻烦"。此时，如果倒下了，那么你也就失去了成功的机会；如果你经过挫折、失败的锤炼后变得更加坚强，那么你就是真正的强者。

科学家贝佛里奇曾说过："人们最出色的工作往往在处于逆境的情况下做出。思想上的压力，甚至肉体上的痛苦都可能成为精神上的兴奋剂。"因此可以说，挫折是造就人才的一种特殊环境。"自古英雄多磨难"，历史上许多仁人志士在与挫折的斗争中做出了不平凡的业绩。因此，渴望成功的人们，任何时候都不要放弃希望，哪怕处于人生的绝境中，只要你抱有希望，就能绝处逢生。

当我们面临考验之际，往往会以为已经到了绝境，但此时，不妨静下心来想一想，难道真的没有机会了吗？当然不，只要你满怀希望，你会发现，你在经受的只是一个考验，考验过去就是光明，就是成功。

有一个穷人为农场主做事。有一次，穷人在擦桌子时不小心碰碎了农场主的一只十分珍贵的花瓶。

农场主向穷人索赔，穷人哪里能赔得起。最后被逼无奈，只好去教堂向神父讨主意。神父说："听说有一种能将破碎的花瓶粘起来的技术，你不如去学这种技术，将农场主的花瓶粘得完好如初，不就可以了。"

穷人听了直摇头，说："哪里会有这样神奇的技术？将一个破花瓶粘得

完好如初，这是不可能的。"神父说："这样吧，教堂后面有个石壁，上帝就待在那里，只要你对着石壁大声说话，上帝就会答应你的。"

于是，穷人来到石壁前，对石壁说："上帝请您帮助我，只要您帮助我，我相信我能将花瓶粘好。"话音刚落，上帝就回答了他："能将花瓶粘好，能将花瓶粘好……"

穷人听后希望倍增、信心百倍，于是辞别神父，去学粘花瓶的技术去了。

一年以后，这个穷人通过认真的学习和不懈的努力，终于掌握了将破花瓶粘得天衣无缝的本领。他真的将那只破花瓶粘得像没破碎时一般，还给了农场主。所以他要感谢上帝。神父将他领到了那座石壁前，笑着说："你不用感谢上帝，你要感谢就感谢你自己。其实这里根本就没有上帝，这块石壁只不过是块回音壁，你所听到的上帝的声音，其实就是你自己的声音。你就是你自己的上帝。"

和故事中的这个穷人一样，身处困境时，你要记住，没有人能解救你，除了你自己其实每个人都有拯救自己的能力，许多人走不出人生或大或小的各种阴影，是因为他们没有耐心找准一个方向坚持走下去，直到眼前出现新的洞天。

法国作家巴尔扎克说："挫折就像一块石头，对于弱者来说是绊脚石，让你怯步不前；而对于强者来说却是垫脚石，使你站得更高。"只有抱着崇高的生活目标，树立崇高的人生理想，并自觉地在挫折中磨炼，在挫折中奋起，在挫折中追求的人，才有希望成为生活的强者。

所以，世界上没有任何事情是不可能的，如果你有成就事业的强烈愿望，你已经成功了一半，剩下的就是用你的心去实现它了。

第 9 章

拖延症战胜疗法：立即行动，宁愿错也要尝试

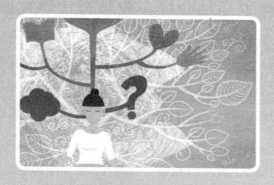

我们的生活中，有一些有拖延心理的人，他们总是喜欢把今天的事留到明天，但"明日复明日，明日何其多"，即使再完美的计划、再伟大的梦想，如果没有行动，那么，它都是一个空想而已。俗话说："今日事，今日毕，留到明天更着急。"拖延者往往都有很大的精神负担——事情未能及时完成，却都堆在心上，既不去做，又不敢忘，实在比多做事情更加受罪。因此，我们要努力调节自己的拖延心理，立即行动。

调节拖延心理，否则将一事无成

我们都知道，成功人士的优秀品质有很多，而做事绝不拖延肯定是其最重要的品质之一。一个人要想在日后有所作为，就必须从现在开始就养成立即执行的习惯，而如果你有拖延症，你要做的第一步就是进行心理自愈，克服拖延症。

实际上，生活中，那些有拖延习惯的人，也多半都是拖延心理在作怪。我们先来看下面一个生活小故事。

有一位美丽的女士，她怀孕了，无聊的她想打发时间，于是，她买来一些漂亮的毛线，想着给未出世的孩子织一件衣服，可是她却迟迟没动手，她总是懒懒地躺在床上，每当想到那些毛线时，她总是告诉自己："还是先吃点东西、看看电视，等会儿再说吧。"可是等她吃完东西、看完电视以后，她发现天已经黑了。于是，她会说："晚上开着灯织毛衣对孕妇的眼睛不好，还是明天再织吧。"到第二天，她还用同样的借口拖延。

她的丈夫是个贴心的好男人，他心疼妻子，并未催促她，她的婆婆看到那些被放到柜子里的毛线，本想替她织，但她却坚决要自己为孩子织毛衣。她还想，如果是个女儿，一定要织个漂亮的毛裙，如果是个男孩，就织一件毛裤。但随着她的肚子越来越大，她越来越不想动，后来，她告诉自己，要不就等孩子出来再织也行。

时间过得真快，孩子很快生出来了，是个漂亮的小姑娘，带孩子成了她主要的工作，孩子渐渐长大，很快就到 1 岁了，可是那件毛衣还没开始织，后来，她发现，这些毛线已经不够给孩子织毛衣了。于是打算只给孩子织一个毛背心，不过打算归打算，动手的日子却被一拖再拖。当孩子两岁时，毛背心还没有织。当孩子 3 岁时，她想，也许那团毛线只够给孩子织一条围巾了，可是围巾始终没有织成。……渐渐地，她已经想不起来这些毛线了。孩子开始上小学了，一天在翻找东西时，发现了这些毛线。孩子说真好看，可惜被虫子蛀蚀了，便问妈妈这些毛线是干什么用的。此时她才又想起自己曾经憧憬的、漂亮的、带有卡通图案的花毛衣。

这只是生活中的一个小故事，但它却告诉我们一个道理，拖延的习惯会毁掉我们最美好的梦想，要克服拖延的习惯，必须先抛弃拖延的心理。如果不下决心现在就采取行动，那事情永远不会完成。

绝不拖延首先是一个态度问题，只要你坚持采用这种态度，久而久之就形成了一种习惯，最后，这种习惯会融入你的生命，成为你展现个人魅力的优秀品质。正如持续改善的正面力量，拖延的反面力量同样强大。每天进步一点点，持之以恒，水滴石穿，你也必将成就自我。而每天拖延一点点，你的惰性会越来越大，长久下去，你将跌入万劫不复的深渊。明代大学士文嘉曾写过一首著名的《明日歌》："明日复明日，明日何其多，我生待明日，万事成蹉跎。世人若被明日累，明日无穷老将至……"这正是对做事拖延的真实写照。

因此，如果你是个爱拖延的人，那么，你必须学会挑战并克服它，有位伟人说过，"世界上只有两种人：空想家和行动者。空想家们善于谈论、想象、渴望甚至设想去做大事情；而行动者则是去做！你现在就是一位空想家，似乎不管你怎样努力，你都无法让自己去完成那些你知道自己应该

完成或是可以完成的事情。不过，不要紧，你还是可以把自己变成行动者的。"这其中，行动者就是那些懂得调节心理的人，他们并不是没有拖延心理，是因为他们能克服，他们能立即行动，而空想家却是那些任凭拖延心理侵占内心的人，于是，他们刚开始行动就懈怠了，梦想对于他们来说，也永远只是梦想。

总之，任何人想要有所成就，就要把拖延这一恶习从你的个性中连根拔除。也许拖延习惯正在一点一点地吞噬你的生命。如果你不把这一习惯铲除，你要取得任何成就都是十分困难的。为此，我们每个人都应抓住时间，从现在开始，努力调节自己的拖延心理，从现在起珍惜时间。

祛除惰性，别再为拖延症找借口

生活中，每个人都有懒惰的心理，这是人类的天性。只是有些人能克服自己的惰性，并能以勤奋代之，最终取得成功；有些人则任由懒惰这条又粗又长的枯藤来缠着自己，阻挡着自己的前进。前者就是那些有自控能力的人。从古至今，我们发现，任何一个能做到99%勤奋的人都能最终取得成功。李嘉诚就是最好的例子。

有位记者曾问李嘉诚："李先生，您成功靠什么？"李嘉诚毫不犹豫地回答："靠学习，不断地学习。"不断地学习知识，是李嘉诚成功的奥秘！

李嘉诚勤于自学，在任何情况下都不忘读书。青年时打工期间，他坚持"抢学"，创业期间坚持"抢学"，经营自己的"商业王国"期间，仍孜孜不倦地学习。李嘉诚一天工作10多个小时，仍然坚持学英语。早在办塑料厂时就专门聘请一位私人教师每天早晨7点30分上课，上完课再去上班，天天如此。当年，懂英文的华人在香港是"稀有动物"。懂得英文，使李嘉诚可以直接飞往英美，参加各种展销会，谈生意可直接与外籍投资顾问、银行的高层打交道。如今，李嘉诚已是高龄，仍爱书如命，坚持不断地读书学习。

一个人不可能随随便便成功，李嘉诚向每个渴望成功的人展示了这个道理。我们都惊羡于李嘉诚式的成功，但却做不到李嘉诚式的努力与勤奋。那么，你不妨问问自己：你能和李嘉诚一样勤奋吗？你是不是经常为自己的懒惰找借口？如果你的回答是否定的，那么，你就知道症结所在了。

曾经有人说："懒惰是最大的罪恶，上帝永远保佑那些起得最早的人。"懒惰是现代社会中很多人共同的缺点，他们总是为自己的懒惰找借口，正是因为如此，他们最终也丧失了很多成功的机会。因为人的一生，可以有所作为的时机只有一次，那就是现在。的确，一个人只有坚持"不找借口找方法"的信念，才能对自己的事业有热情，不管遇到什么事，都能以办法代替借口。

也许有人会说，我还年轻，有大把的时间，但你可能没有意识到的是，现在的你还是聪明的，但如果你不继续学习，就无法使自己适应急剧变化的时代，就会有被淘汰的危险。而学会了克服懒惰并能不断学习，一切都会随之而来。只有善于学习、懂得学习的人，才能具备高能力，才能够赢得未来。

那么，我们该如何用勤奋战胜懒惰呢？

1. 紧紧抓住时间骏马的缰绳学习

只有最充分地利用好当前的时间，才不会有"白首方悔读书迟"的遗憾。伤逝流年，好像是在珍惜时间，其实是在浪费今日的生命。也不要沉浸在对未来的美好向往中而放松了眼前的努力。山上风景再好，如不一步一步地努力攀登，是永远不会登上"险峰"而一览"无限风光"的。

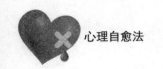

2. 学会肯定自己，勇敢地把不足变为勤奋的动力

学习、劳动时都要全身心投入争取最满意的结果。无论结果如何，都要看到自己努力的一面。如果改变方法也不能很好地完成，说明或是技术不熟，或是还需完善其中某方面的学习。你扎实的学习最终会让你成功。

3. 列出你立即可做的事

从最简单、用很少的时间就可完成的事开始。

4. 每天从事一件明确的工作，而且不必等待别人的指示就能够主动去完成

5. 每天至少找出一件对其他人有价值的事情去做，而且不期望获得报酬

克服懒惰，正如克服任何一种坏毛病一样，是件很困难的事情。但是只要你决心与懒惰"分手"，在实际的生活学习中持之以恒，那么，灿烂的未来就是属于你的！

面对惰性行为，有的人浑浑噩噩，意识不到这是懒惰；有的人寄希望于明日，总是幻想美好的未来；而更多的人虽极想克服这种行为，但往往不知道如何下手，因而得过且过，日复一日。但实际上，只有那些与惰性做斗争并最终克服惰性的人，才能与成功有缘。

让"生命紧迫法"帮助你树立起时间意识

生活中，很多人在做事时总是不紧不慢，毫无目标，当你问他时，他的回答总是："急什么，时间还多着呢。"或者"我不知道该往哪个个方向努力。"而事实真是如此吗？

我们先来假设一下，有两个年轻人，他们能力不相上下，也都一无所有，一个年轻人目标明确、总是积极向上，每天干劲十足，努力充实自己；另

一个年轻人，目标模糊、满足于现状、每天浑浑噩噩、得过且过，想象一下，5 年后，他们会有什么不同？

的确，尽管只是 5 年的时间，他们的差距已经显现出来了，前者通过自己的奋斗，已经小有财富，做人办事顺风顺水，事业越做越大、春风得意；而后者，稍微遇到一点问题，便慨叹自己解决不了，每天活在抱怨中，常常为生计而苦恼。

这两种人，你想做哪种？当然是第一种！但前提是你要为自己找到一个准确的定位，而不是得过且过、浪费时间。

因此，效率专家建议，如果你觉得现在的工作和生活充满未知数、一片迷茫，那么，不妨用用"生命紧迫法"。

现在，我们不妨通过以下三个步骤来寻找自己做事的方向。

第一步，写出你的人生目标。

拿出几张纸、一支笔、一块表，为自己设定 15 分钟时间。在纸的最上端写下问题，我的人生目标到底是什么？当然，这里的目标，在不同的人生阶段是不同的，所以你可以把人生目标看成自己当前看待人生的方式和视角。

接下来，你可以花上两分钟的时间列出所有的答案。例如，去欧洲旅行一次、登上珠穆朗玛峰等，这些目标也可以是空而大的，毕竟，有梦想总是一件好事，你也不需要为这些想法负责，不过，你应该也有时间写下一些具体的目标，比如，为家庭、为社会能做出什么贡献，在经济和精神层面的目标等。

然后你可以多给自己两分钟，对刚才列出的清单进行必要的修改，达到让自己感到满意的程度。

如果仔细反想一下现在的生活模式，你或许能够为自己的生活目标清单增加一两条内容。例如，如果你现在每天工作之外的时间都在用功读书，

你很可能希望能够继续接受教育；如果你有阅读报纸的习惯，那说明你希望了解时事信息，并希望从中找到乐趣……

第二步：缩短时限，接下来的 3 年，你如何度过？

在第一步中写下的目标，也有可能是空泛的，没有实际意义的，如"获得幸福""取得成功""有所成就""赢得爱情""为社会做些贡献"等。在列出这些目标之后，你可以用第二个问题来进一步改进自己的目标：我将如何度过以后 3 年时间？这里，如果你的年龄已经超过 30 岁的话，建议你把"3 年"改成"5 年"。此时，你是不是觉得时间更加紧迫了？

同样，先给自己两分钟，尽量列出所有可能的答案，然后再给自己两分钟，对已经给出的答案进行补充。

第三步：假如只有 6 个月呢？

现在你可以从一个不同的角度写下第三个问题：如果自己得了重病，只剩下 6 个月的时间了，那么，这 6 个月你又该怎么安排？

此时，想必你一定希望完成最重要的事。不过，在开始列出清单之前，你要尽量让自己相信所有与死亡相关的问题都已经得到了解决。你已经签完了自己的遗嘱，为自己选好了墓地，等等。所以在回答这个问题的时候，你所有的答案都应当集中在这 6 个月当中。

设置这个问题的目的在于帮助你找出那些对你非常重要的事，在两分钟时间里尽快写出答案，然后再用两分钟时间修改你的答案。如果你到现在还没动手，我建议你立即开始，从第一个问题开始。这是一项重要的练习，它将会让你受益无穷。

生活中，人们总是认为时间充裕，这是因为我们缺乏时间的紧迫性。要调节这一点，我们可以采取"生命紧迫法"，以此来认识时间的重要性。

管理时间，学会快节奏地工作

在任何一个城市，最忙碌的也许就是上班族，上班、下班、家庭、聚会，好像什么都必须参与，时间总是不够用，其实很多时候是因为他们缺乏时间紧迫感，让时间白白流失了。

据专家考证，一般上班族每天真正用于上班达到忘我境界的时间往往只有两小时。而原因之一就是我们做事常常没有紧迫感，要么等到最后时限才紧赶慢赶，要么坐等下班。在现如今飞速发展的时代，时间就是金钱，时间就是生命。没有哪位上司喜欢太慢的员工，工作效率是企业的生存之本，也是员工能够在企业中的发展之本。工作时我们要禁忌怠慢心理，优哉游哉的心境适合逛商场，而不是职场。无论从哪个角度看，我们都应该珍惜时间，培养高快节奏的工作习惯。

具体来说，我们应该这样做：

1. 制订工作计划，有的放矢

每日为自己制订一个工作计划，做一个工作列表，把每日需要做的具体工作按照轻重缓急排列，另外，相似的工作最好排在一起，便于思维，先处理紧急的工作，再处理重要的工作，最后处理简单、缓慢的工作。制订好工作计划，每日的工作才有方向，才不走冤枉路，马装车好不如方向对，没有方向瞎忙活，再努力也是枉然。

2. 注意力集中

工作时一定要集中精力，全身心地投入工作，避免分心，要学会集中精力做一件事，而且是做好这件事。工作切忌三心二意，那样只会捡了芝麻丢了西瓜，甚至哪件事都做不好。

3. 化繁为简

将简单的东西复杂化不是本事，将复杂的东西简单化才是能耐。当工

作像山一样堆在面前时，不要硬着头皮干，那样根本做不好。首要的任务就是将工作简化，当面前的大山被简化成小山丘，你就会豁然开朗，起到了事半功倍的效果。

4. 借助辅助工具

现代社会，办公室工作早已脱离了纸笔，会工作的人都擅长运用一些辅助工具。例如，电脑、手机等，简单的电脑办公软件有 Word、Excel、PPT 等，帮助我们编辑文件、分析统计数据等功能，有的公司还会使用财务软件、库存软材等，我们还可以使用手机的记事本、闹钟、提醒、计算机等功能，帮助我们记录、提醒重要事件。

5. 经常充电

多学习知识，尤其是专业知识，只有不断更新知识，不断学习，才能更有效地应对日新月异的职场问题，处理高难度的工作难题，才能比别人更优秀。

6. 保证睡眠

睡眠在人的生活中占据相当重要的地位，在一天的 24 小时中，睡眠占至少 1/3 的时间，可见睡眠是不能应付的。只有身体、大脑得到充分的休息，我们才能有旺盛的精力投入到工作中，才能提高工作效率。

7. 劳逸结合，会休息才会工作

不能一味地埋头工作，就像老牛拉犁一样，人的体能是有限的，大脑也是需要休息的，超负荷地工作只能降低工作效率，产生事倍功半的结果。不会休息就不会工作，适当地放松下，工作中间站起来活动 15 分钟、喝杯水、听听音乐都可以让身心放松下来。工作时要为自己保留弹性的工作时间。

8. 平衡工作和家庭

我们除了要工作外，还有家庭，对此，我们要做到平衡处理。

第一，工作和家庭生活要划清界限。对家人做出承诺后，一定要做到，但是希望其他时间得到谅解。制定较低的期望值以免造成失望。

第二，学会忙中偷闲。不要一投入工作就忽视了家人，有时 10 分钟的体贴比 10 小时的陪伴还受用。

第三，学会利用时间碎片。例如，家人没起床的时候，你就可以利用这段空闲时间去做你需要做的工作。

注重有质量的时间——时间不是每一分钟都是一样的，有时需要全神贯注，有时坐在旁边上网就可以了。要记得家人平时为你牺牲很多，度假、周末是你补偿的机会。

时间就是金钱，时间就是效率，所以我们工作一定要懂得管理时间，在做每一项工作时都要都超紧迫的意识，不断地督促自己。

有的放矢，不盲目做事有助于战胜拖延

自古至今，能做出一番成就者，无不具备一项品质，那就是绝不拖延的执行力，但让他们成功的最为重要的原因，是有计划、有目标，不打无准备之战。相反，那些失败者之所以迟迟不准备，是因为他们不知道自己从哪里着手，一个人看不到前方的路、看不到希望，又怎么会热情满满、立即行动、绝不拖延呢？

美国作家福斯迪克说得好："蒸汽或瓦斯只有在压缩状态下，才能产生动力；尼亚拉加瀑布也要在巨流之后才能转化成电力。而生命唯有在专心一意、勤奋不懈时，才可获得成长。"我们要做到勤奋和专心，就要有明确的目标和计划。的确，我们每个人每天都拥有 24 个小时、86400 秒，时间分配给每个人都是公平的，然而这一天时间，我们需要做的事情太多，所以我们必须学会有的放矢，不盲目做事。

人生不能没有目标，如果没有目标，你就会像一只在黑夜中找不到灯塔的航船，在茫茫大海中迷失了方向，只能随波逐流，到达不了岸边，甚至会触礁而毁。而在做任何一件事之前，我们都必须做好计划，计划是为实现目标而需要采取的方法、策略，只有目标，没有计划，往往会顾此失彼，或多费精力和时间。我们只有树立明确的目标，制订出详尽的计划，才能投入实际的行动，才能收获成就感和满足感。

拖延是一种习惯，立即行动也是一种习惯，不好的习惯一定要用好的习惯来代替。如果拖延的事情迟早要做，为什么要等一下再做？也许等一下就会付出更大的代价。那么，现在我们来问问自己，在日常生活中，有哪些事情是你最喜欢拖延的，现在就要下决心将它改变。不管你现在要做什么事，请你不要拖延，立即行动。这样就能变被动为主动，抓住机会，把事情做得更好。

如果你梦想成为知识专家，那就立刻看看自己适合于研究什么专业，立刻分析现在社会的前沿信息是什么，立刻专心于读书学习，那就立刻开始选书目、定方向、写笔记，立刻开始阅读，不要拖延时间；如果梦想成为一流的营销员，成为亿万富翁，那就立刻开始研究，产品、市场、人脉、营销，立刻拿起电话，立刻买好车票，立刻奔赴营销第一线；如果梦想成为政治家，那就立刻学会演讲、学会写作、学会协调，立刻研究人脉、研究社会、研究管理……

那么，具体来说，我们该怎么做呢？

1. 制订完善的计划和标准

要想把事情做到最好，你心中必须有一个很高的标准，不能是一般的标准。在决定事情之前，要进行周密的调查论证，广泛征求意见，尽量把可能发生的情况考虑进去，以尽可能避免出现 1% 的漏洞，直至达到预期效果。

2. 制订计划时不要超过你的实际能力范围，而且内容一定要详尽例如，如果你想学习英语，那么你不妨制订一个学习计划，安排星期一、星期三和星期五下午 5：30 开始听 20 分钟的英语录音磁带，星期二和星期四学习语法。这样一来，你每个星期都能更实在地接近、实现你的目标。

3. 做事要有条理有秩序，不可急躁

急躁是很多人的通病，但任何一件事，从计划到实现的阶段，总有一段所谓时机的存在，也就是需要一些时间让它自然成熟的意思。假如过于急躁而不甘等待话，经常会遭到破坏性的阻碍。因此，无论如何，我们都要有耐心，压抑那股焦急不安的情绪，才不愧是真正的智者。

4. 立即行动，勤奋才能产生行动

我们都知道勤奋和效率的关系。在相同条件下，当一个人勤奋工作时，他所产生的效率肯定会大于他懒散时的工作状态。高效率的工作者都懂得这个道理，所以，他们能够实现别人几辈子才能够实现的目标。

在我们做事的过程中，我们若想克服拖延的习惯，就必须要让自己的心更有方向，也就是说，在下定破釜沉舟的决心前，我们还要有缜密的思维和计划。

不再拖延，养成立即行动的好习惯

现代社会，无论是职场还是商场，其竞争力的激烈程度恰如战场，假如你也渴望成功，那么，你就应该牢牢地记住，对于执行力的天敌——拖延，我们一定要懂得调节，因为执行力就是竞争力，成败的关键在于执行。美国钢铁大王安德鲁·卡内基在未发迹前的年轻时代，曾担任过铁路公司的电报员。

有一天，其他人都在放假，卡内基却需要值班。然而，这样一个看似

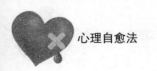

平凡的日子，却发生了一件意想不到的事。

当时，卡内基正躺在椅子上休息时，他突然听到电报机嘀嘀嗒嗒传来的一通紧急电报，吓得他从椅子上跳起来。电报的内容是：附近铁路上，有一列货车车头出轨，要求上司召回各班列车改换轨道，以免发生追撞的意外惨剧。

该怎样做？这天放假，能对此事负责的上司都不在，但如果此时不立即决策，那么，很可能会发生一些无法预料的严重后果。时间也慢慢过去了，事故可能就在下一秒发生。

情况十分危急，此时的卡内基只好敲下发报键，冒充上司的名义下达命令给班车的司机，调度他们立即改换轨道，避免了一场可能造成多人伤亡的意外事件。

就在这一切完成后，卡内基的心里开始打鼓了，因为很明显这是利用上司名义、擅自发报，唯一的处分是立即革职。但又一想，这一决定是对的。于是在隔日上班时，将写好的辞呈放在上司的桌上。

但事情似乎并不像卡内基想的那样。第二天，当他站在上司办公室的时候，上司当着卡内基的面，将辞呈撕毁，拍拍卡内基的肩头，"你做得很好，我要你留下来继续工作。记住，这世上有两种人永远在原地踏步：一种是不肯听命行事的人；另一种则是只听命行事的人。幸好你不是这两种人的其中一种。"

卡内基之所以成功，是因为他有成功者的品质，这一点，在他未发迹时就已经显现出来了。

有人说世界上的人分别属于两种类型。成功的人都很主动，我们叫他"积极主动的人"；那些庸庸碌碌的普通人都很被动，我们叫他"被动的人"。仔细研究这两种人的行为，可以找出一个成功原理：积极主动的人都是不断做事的人。他真的去做，直到完成为止；被动的人都是不做事的人，他会找借口拖延，直到最后他证明这件事"不应该做""没有能力去做"或"已经来不及了"为止。

有人说天下最悲哀的一句话就是：我当时真应该那么做却没有那么做。每天都可以听到有人说："如果我在那时开始那笔生意，早就发财了！"或"我早就料到了，我好后悔当时没有做！"一个好创意如果胎死腹中，真的会叫人叹息不已，如果真的彻底施行，当然也会带来无限的满足。

那么，该怎样克服拖延的坏习惯呢？以下几点可供我们参考。

1. 承认自己有拖延的习惯，有意愿克服才能成功解决问题

2. 找到拖延的原因

很多人迟迟不敢动手，是因为害怕失败，如果是这一原因，那么，你就应强迫自己做，假想我这件事非做不可，这样你会惊讶事情竟然做好了。

3. 严格的要求自己，磨炼你的毅力

爱拖延的人多半都是意志薄弱的，当然，磨练自己的意志并非一朝一夕就能做到的，需要你从小事、简单的事做起，并坚持下来。

4. 别总为自己找借口

例如，"时间还早""现在做已经太迟了""准备工作还没有做好""这件事做完了又会给我其他的事"，等等，不一而足。

5. 坚持到最后，找到成就感

半途而废很容易让人对事情产生厌烦感。应该做到告一段落再停下来，会给你带来一定的成就感，促使你对事情感兴趣。

一个人之所以懒惰，并不是能力不足和信心缺失，而是在于平时养成了轻视工作、马虎拖延的习惯，以及对工作敷衍塞责的态度。要想克服懒惰，必须改变态度，以诚实的态度，负责、敬业的精神，积极、扎实的努力，才能做好工作。

如何规划好你的每一天

我们都知道，时间对每个人来说都是公平的，更是悄声无息的。每天清晨，当你一醒来，你就有满满的 24 小时，也就是一天的时间。这一天里，无论你干什么，时间都不会因为你从事活动的特殊与否而放慢脚步，正因为如此，我们身边的很多人，总是让宝贵的时间从身边溜走。年轻时，他们虚度光阴，以享乐为主，总认为有大把的青春可以挥霍，转眼间，垂垂老矣，剩下的只是遗憾。

事实上，不少人已经认识到时间的重要性，然而，这并不代表他们已经学会了管理时间，尤其是对于那些本身就行动迟缓的拖延者而言，他们总是在抱怨"忙死了"，他忙于吃饭、工作、睡觉，还要检查邮件、看电视、接孩子……他们甚至感叹：要是每天比别人多出一个小时的时间来就好了，其实，即便如此，他们也有可能无法处理完这些事，因为他们的生活缺乏规划。

的确，时间是最宝贵的资源，合理安排时间就是"预算"生命。你若希望高效地做事，就应该根据自己的工作和生活，对时间做出总体安排。

我们暂时先将长期目标搁置，现在来回忆，你每天的时间都是怎么安排的。

我们不妨以四个问题为线索来寻求答案：

第一个问题：在你的待办事项中，有哪些是必须做的？

也就是说，这些是必要的、无法删除的日常活动，如吃饭、睡觉，虽然你也可以想办法减少花在这些活动上的时间，但你无论如何都不可能完全取消这些活动。除非你非常独立、非常富有，或者是你有特殊的收入来源，否则，你就必须参与社会工作，以此来保证自己的生活所需，如购买食物、添置衣物等生活必需品。这也就是说，吃饭、穿衣、交通以及工作等至少会占用你一定的时间。

第二个问题：你的常规性事务有哪些？

起床、看邮件、读报纸、参加工作例会、保持办公区域整洁、看电视、洗盘子、开车接送孩子……这些工作量的多少完全取决于你在你的组织、家庭和社交圈中的位置。

平时你根本不会去花费太多心思考虑这些活动，但它们却占用了你大量时间。事实上，很多人一辈子都在为这些事情忙个不停。

家庭主妇也经常会遇到这种情况。她们经常会很努力地做好自己分内之事，结果却发现自己虽然终日忙忙碌碌，却始终没有相应的成就感。

第三个问题：你的遗留事务都是什么？

事实上，大多数人每天的活动内容都是由自己当前正在处理、但还没有完成的工作决定的：你昨天、上个星期或者是上个月开始的某个项目。我们常常并不想做什么事，但却身不由己，如我们原本准备在晚上写一些随笔，但却接到电话，不得不参加曾经允诺过的一个朋友聚会。

第四个问题：一些意外事情。

那些意外的事情通常都会让你感到不快，也会占用你的时间。设想一下，头一天晚上，你事先定好了闹钟，但早上你一睁开眼睛，却发现闹钟没电了，你也因此起晚了，结果你迟到了两个小时才到办公室，而你本来打算提前15分钟到，把昨天没有完成的工作补完。不仅如此，到了办公室之后，你发现琼斯先生已经打来了5个电话，抱怨说他至今没有收到你昨天答应送给他的文件，所以你不得不立即打电话到快递公司问问情况，然后发疯一样督促他们抓紧时间……

再比如，你原本5点半下班，但老板拖到6点才放你走，你的孩子正在幼儿园等你回家，你不得不打电话给你的爱人，但此时他（她）正在加班。于是，你们为谁接孩子的事吵了一架，此时你还不得不往幼儿园赶，谁知道，

赶在下班高峰期的你堵在了路上，你的心情无比烦闷……

不难想象，我们每天的生活都是被这些必要的活动、常规任务、遗留工作，以及我们刚刚谈到的意外情况充斥着，对于大多数人来说，他们终日纠缠于这些事务当中，一辈子也不可能找到足够的时间来实现自己的人生目标。要想避免这种情况，你首先需要分辨出那些浪费时间的活动，并通过停止这些活动来为自己挤出更多的时间。要想实现那些对你来说真正重要的人生目标，你只有一种途径：认真规划你每一天的时间。

当然，这份计划也不可过于理想化，因为我们做规划的目的是让生活更有计划性，而不是被时间牵着鼻子走，你整个生活都在被时间控制，变得毫无生趣。相比之下，如果能够在安排日程的时候为自己留出一些自由时间，你就会感觉自己对生活有了更多的控制，每天的工作和生活也就会感觉更加顺畅。

第 10 章

自我修正疗法：改正缺点，让你的灵魂变得强大

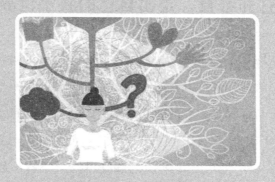

　　人生就像一个大熔炉，将人类所有的心理弱点都放在里面历练。各具特色的性格交织在一起，进行一场你死我亡的较量。看着悲欢离合的人生故事重复上演，我们像是照镜子，不断地发现自己的缺陷，然后选择坚强地面对。途中，你会经历刺骨的疼、锥心的痛，但只要拥有执着的信念、不屈的灵魂，就一定可以克服心理弱点，成为一个掌控世界、傲视万物的人。

打开心窗，走出自己的狭小世界

有的人在坎坷难行的人生路上遇到了伤人肺腑的痛苦，于是嗟叹人生艰难，痛恨世态炎凉；有的人怀才不遇，难觅知音，得不到世人的谅解，于是独处一隅，与世隔绝；有的人自惭形秽，悲观认为自己才貌平庸，才智低下，于是看不起自己，不相信自己，不愿与人交往……这些人境遇不同，但结果却大致差不多：把自己置身于孤独的控制之下，陷入无边的伤感之中。

牢固的闭锁心理是给自己画地为牢，它最终会把一个人的全部激情耗干，将一个鲜活的生命推进坟墓。封闭在自己狭小的圈子里，你不会感受到丝毫快乐，只会离幸福越来越远，我们应该走出自我封闭的圈子，注意倾听自己心灵的声音，并细心发现生活中的美好与幸福。

约翰太太是美国最富有的贵妇人之一，她在亚特兰大城外修建了一座花园。花园里种满了各种名贵的花，蜜蜂、蝴蝶整日在花园里飞来飞去。

美丽的花园很快吸引了游人的注意，他们无所顾忌地跑到花园里游玩。小孩子在花丛中追赶蝴蝶，年轻人在草坪上翩翩起舞，老年人则坐在池塘边上悠然垂钓，甚至有人在花园中支起帐篷，准备享受一下浪漫的仲夏之夜。

约翰太太站在窗前，看着这些人在自己的花园里快乐得忘乎所以，觉得自己的权利受到了侵犯，于是叫仆人在花园门外挂上一块牌子，上面写着：

私人花园，未经允许，请勿入内。

可是这样根本就不管用，游客还是成群结队地到花园里游玩。约翰太太就叫仆人去阻拦他们，结果发生了争执，游人一怒之下拆毁了花园的篱笆墙。

后来，约翰太太想到了一个绝妙的主意，她吩咐仆人取下花园门外的牌子，换上一块新的，上面写着：欢迎各位来此游玩，但花园的草丛中潜伏着一种毒蛇，请大家注意自己的安全。倘若不慎被咬伤，必须在半小时内急救，否则将性命难保。

看到牌子后，所有游客开始对花园望而生畏，要知道，距离这里最近的一家医院位于威尔镇，坐车大约 40 分钟才到。

从此，花园里的游人越来越少，几年之后，变得杂草丛生、毒蛇出没，真的荒芜了。寂寞、孤独的约翰太太空守着她的大花园，开始怀念起当初来她园子里玩的游客。

一块牌子，真的暂时解决了约翰太太的烦恼，她终于如愿保护了自己的花园，独享花园的美丽。她用一个绝妙的主意为自己建了一道独特的"篱笆墙"，以防止外人的靠近，而这道无形的篱笆墙就是自我封闭。

结果如何呢？约翰太太在自我封闭的同时，也远离了幸福和快乐。一味地隔绝与外界的接触与交流，只会像契诃夫笔下的套中人一样，把自己裹得严严实实，却陷入无尽的寂寞与孤独之中。

其实，快乐可以很简单，幸福也可唾手而得，只要拆毁心灵的篱笆墙，让阳光射进来，让游人进来嬉戏，那心灵的花园就不会荒芜。

很多人认为自闭是一种自我保护的手段，但无数历史证明，自闭终会使人尝到苦果，酿成不可挽回的大错。为免受西方的干扰，永保天朝大国，清政府选择闭关锁国。但结果呢？中国的大门还是被西方的炮火打开了，圆明园也在八国联军的呐喊声中被抢劫一空；袁绍自以为兵多将广，军事

奇才，怕有奸细而将前来投奔的人拒之门外，如此刚愎自用，难怪在官渡之战中以多败少，反而成就了死敌曹操的丰功伟业。

可见，自闭并不能给自己带来永远的保护，只会使你原本坚固的堡垒一点点倒塌，最后如水滴石穿般给你毁灭性的打击。

俗话说："轻霜冻死单根草，狂风难毁万木林。" 人际关系就像是一盏指路明灯，在你的人生山穷水尽时，指引你走向"柳暗花明又一村"。我们要学会克服自闭的消极心理，不管身处何地，都要与人建立起一种亲密的情谊。利用集体的力量，把自己推向人生的顶峰，在失败之后毅然爬起，掌控自己的命运，重拾鲜花和掌声。

我们生活在一个五颜六色的世界中，就要在缤纷烂漫的生活中吸收养分。每个人的心中都有一扇窗，只要你轻轻打开，就可以听到欢声笑语，感受到鸟语花香，欣赏到窗外美丽的风景。轻轻地打开那扇窗，让心灵充满阳光，让快乐充满心田，让灵魂不再发霉。

摆脱自卑，是人生的第一课

心理学家认为，一个人如果自惭形秽，那他就不会成为一个美人；如果他不相信自己的能力，那他就永远不会是事业上的成功者。从这个意义上说，如果你是个自卑的人，那么，你有必要割除自卑意识这颗毒瘤。自卑形成的原因有很多，如我们的外貌、身体缺陷、家庭环境、某方面的能力欠缺等，但总的来说，这些负面的想法都会堆积在我们的潜意识中，而潜意识拥有无穷的力量，并且不被察觉。所以，自卑意识的产生并非一日之寒，需要我们逐步更正，建立自信。

因此，自卑感并不是变态的象征，而是个人在追求优越地位时一种正常的发展过程。但如果能以自卑感为前提，寻求卓越，那么，我们是能实现自我超越和获得成就的。我们每个人要想获得快乐和成功，第一步要做的就是超越自身某方面不足带来的自卑感。

1929 年下半年的某一天，美国青年奥斯卡在中南部的俄克拉荷马州首府俄克拉何马城的火车站上等候火车往东边去。他在气温高达 43℃的西部沙漠地区已经待了好几个月，他正在为一个东方的公司勘探石油。奥斯卡毕业于麻省理工学院。据说他已把旧式探矿杖、电流计、磁力计、示波器、电子管和其他仪器结合成勘探石油的新式仪器。现在奥斯卡得知，他所在的公司因无力偿付债务而破产了。奥斯卡踏上了归途。他失业了，前景相当黯淡。消极的心态开始极大地影响了他。由于他必须在火车站等待几个小时，他就决定在那儿架起他的探矿仪器用以消磨时间。仪器上的读数表明车站地下蕴藏有石油。但奥斯卡不相信这一切，他在盛怒中踢毁了那些仪器。"这里不可能有那么多石油！这里不可能有那么多石油！"他十分反感地反复叫着。

奥斯卡由于失业的挫折，深受消极心态的影响。他一直寻找的机会就躺在他的脚下，但是他不肯承认它，他对自己的创造力失去了信心。那天，奥斯卡在俄克拉荷马城火车站登上火车前，把他用以勘探石油的新式仪器毁弃了，他也丢掉了一个全美最富饶的石油矿藏地。

不久之后，人们就发现俄克拉荷马城地下埋有石油，甚至可以毫不夸张地说，这座城就浮在石油上。

对自己充满信心，是成功的重要原则之一。检验你的信心如何，要看在你最需要的时候是否应用了它。奥斯卡由于心中没有蕴藏着自信，所以他就发现不了近在咫尺的矿藏。

心理专家指出，人们自卑感的产生，很多时候是消极暗示的产物，也就是说，我们多给自己积极的暗示，那么是可以提高自信心的。

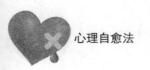

　　自卑不仅是一种情绪，也是一种长期存在的心理状态。有自卑心理的人，在行走于世的过程中，他们的心理包袱会越来越重，直至压得人喘不过气。它会让人心情低沉、郁郁寡欢。因为不能正确看待自己、评价自己，他们常害怕别人看不起自己而不愿与人交往，也不愿参与竞争，只想远离人群，他们缺少朋友，甚至自疚、自责、自罪；他们做事缺乏信心，优柔寡断，毫无竞争意识，享受不到成功的喜悦和欢乐，因而感到疲惫、心灰意冷。

　　道理人人都懂，但很多人还是陷入不能发现自身优点的泥沼中，为此困惑不已。其实，我们应该在比较中发现自己的优点。与杰出人物相比，我们的优点确实黯淡了一些，但和懒惰的人比，我们勤奋；和迟钝的人比，我们聪明；和残酷的人比，我们富有爱心。这样比下去，我们还为没有优点而苦恼吗？

　　我们不应该怀疑，每个人都有自己的闪光点，你现在感觉不到是因为你把精力都放在了弥补缺点上，或者发挥错了方向。一个人如果知道自己的闪光点在哪里，就能最大限度地发挥它，使它照亮自己的人生。

　　因此，要消除自卑感，首先就需要我们看到自己的独特之处。每个人都是完全不同的个体，没有人是一无是处的，自信是一种认知的开始，因为通过自我观照，才能了解自己的专长、能力和才华。这样，你的自信便会不断储备，自卑也就无处遁形。

　　总之，世界上不缺少美，而是缺少发现美的眼睛。只要你善于发现自己身上的优点，就不会自卑。每个人都有自己的长处，只有学会发现自己的长处，才会变得自信；只有学会发现自己的长处，才会懂得自己的珍贵；只有学会发现自己的长处，学会尊重自己，才能让别人也尊重你！

贪婪，是自我毁灭的深渊

一只鸟，即使知道笼子里布满机关，但还是难逃美食的诱惑，抱着侥幸心理去冒险。人，为了金钱、权力和美色，常常会迷失本性，以身试法，落个抱憾终生的下场。人为财死，鸟为食亡，一切都只因"贪婪"二字。

一本书上曾经说过：有人的地方就会有贪婪。的确，贪婪是深埋在心底的恶魔，只要给它一点机会，它就会飞快地成长，占领你整个心灵。在贪婪面前，我们要保持理性，懂得控制自己，否则，稍稍再往前迈出一步，就是地狱，是自我毁灭的深渊。

深夜，一只老鼠在厨房偷吃，被猫不动声色地逮住了。

老鼠苦苦哀求："求你放我一马吧，我会给你一条鱼。"猫说："不行。"老鼠继续说："那 5 条行不行？"猫还是摇头。老鼠仍不死心："那这样，你如果放了我，以后每天你都能得到一条鱼，而且，以后逢年过节，我还会拜访你。"

猫眯起眼睛，没说话。

老鼠以为猫动心了，继续说服："平时你要吃到一条鱼简直太难了，但只要你放了我，以后你可以天天吃到鱼了，而且这件事我会保密，只有我们俩知道。何乐而不为呢？"

猫依然不语，心里却在犹豫：老鼠的主意的确不错，放了它，或许我确实能每天吃到鱼，但是一旦放了他，主人的食物每天都会被偷，老鼠的胆子越来越大。我再次抓住它，怎么办？放还是不放？如果放，它还是会为非作歹，主人一旦生气，就会把我撵出家门。那时，别说吃到鱼，就连一日三餐都没了着落。如果不放，老鼠或其同伙就会向主人告发这次交易，主人照样会将我扫地出门。如果睁只眼闭只眼，主人会认为我不尽职，同样会将我驱逐出去。一天一条鱼固然不错，但弄不好会丢掉一日三餐，这

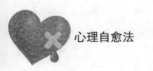

样的交易不划算。

想到这里，猫突然睁大眼睛，伸出利爪，猛扑上去，将老鼠吃掉了。

猫是聪明的，它的选择也是正确的。面对老鼠的许诺，它最终还是选择了一日三餐。一日三餐便是它的底线。猫当然希望一日一鱼，但连起码的一日三餐都保不住的话，一日一鱼便成了水中月、镜中花。

对此，我们始终要记住的一点就是，这个世界的每一个角落里，都长满了诱惑。各种各样的诱惑像空气一样，无所不在，无孔不入。我们只有始终告诫自己别贪婪，才能找到自己的位置，不会迷失自己。

贪婪是一种顽疾，我们总是在得到一些之后，还想得到更多，进而成为贪婪的奴隶，任由其控制。当贪婪控制你的思想时，你忘了前人"贪婪是一切罪恶之源"的警告，为达目的不择手段，做出"亲者痛、仇者快"的蠢事。因此，我们真正应当采取的态度是：远离贪婪，适可而止，知足者常乐。

放弃了玫瑰，你还有百合；放弃了小溪，你还有大海；放弃了一棵树，你还有整片森林。有时候，放弃是为了更好地拥有。倘若贪婪作祟，你痴心地想拥有所有，那百合会被玫瑰的刺刺伤，大海会将小溪淹没，森林会因为一棵树的燃烧而丧失整片绿色。

"股神"巴菲特创造了一个又一个奇迹，赵丹阳花费211万美元只为与其共进一次晚餐。巴菲特到底有何过人之处？其实，"股神"的年平均收益率也就是30%左右，而且他也曾有过手中股票缩水一半的经历。但是股神和我们的区别在于，他克服了人性的弱点——贪婪，他不会因为股市一时的涨跌而贪婪地想要扩张自己的财富，而是坚守价值投资的理念，做到了在得失之间很好地收放。

伊索曾经说过："许多人想得到更多的东西，却把现在拥有的也失去了。"人生最大的苦恼，不在于拥有得太少，而在于向往得太多，于是我们到处奔波，终日忙忙碌碌，希望暂时的苦难可以换来最后的满足。但是，我们错过了沿途美丽的风景，等到追悔时，春天已过，为时晚矣。

我们终身追求的财富到最后只是过眼云烟，地位也会随时光而流逝，凡事适可而止，乞求得太多，得到的就太少。保持一颗平常心，保持一份好心情，何乐而不为呢？

分享，是人生一大乐事

有的人重视财富，有的人重视声誉，还有的人重视情感。每个人都有自己心底最珍视的东西，怕它突然之间会消失，所以很多人都选择紧紧地抓住，绝不放手。只有抓住了，才会觉得安全；只要抓住了，就会觉得幸福。

可是，人世间有很多东西，就像手中的沙子，越是紧紧抓住不放，就越是容易失去，放开了，可能会收获更多。所以，前人不断地用自己的经验和教训告诉我们：不要吝啬，学会分享。

很久以前，在一个小山村里住着 4 个兄弟，他们的父母早早就离开了人世，"长兄为父"，最大的那个男孩便承担起了照顾弟弟们的重任。

这天，哥哥从城里打完工回来，便捎回来 3 块糖。这对于这个贫苦的家来说，简直是最好吃的食物了，看着弟弟们高兴的样子，哥哥便问他们："好吃不？"弟弟们都不停地点头，对哥哥说："哥哥，那你什么时候再给我们买糖啊？"哥哥说："如果你们每天都快快乐乐的，哥哥每天都给你们带糖吃。"

可是，这些没爹没妈的孩子怎么才能天天都快乐呢？

哥哥虽然每天进城，但干的都是一些体力活儿，如给人搬砖、打杂等，那些城里人都不给他什么好脸色，但他总是很高兴，因为他一想到家里的 3 个弟弟很开心，他也就没什么烦恼的了。

3个弟弟在家里，虽然见不到哥哥，但也总是跟高兴，他们在河边嬉戏，在树林里玩游戏，他们会想念哥哥，不是因为哥哥会给他们带糖吃，而是担心哥哥在外面的安危。

有一天，哥哥还和往常一样从城里回来，但这次，哥哥并没有给弟弟们带糖，弟弟们看着哥哥的颓丧，仿佛都明白了什么。哥哥的眼睛仿佛也黯淡了很多。

过了一会儿，一个弟弟把自己的拳头递给了哥哥，然后打开拳头，哥哥看到里面是6颗保存完好的糖果。接着，一只只小拳头伸向了哥哥，一颗颗糖果轻轻地落在了哥哥的手中。哥哥顿时惊呆了。哥哥搂住了3个弟弟，因为感动，哥哥不禁流下了热泪。

此后，哥哥还是和以前一样，每天都会给弟弟们带回来3颗糖，但每天都有一个弟弟不吃，而是留给哥哥，因此，哥哥每天都能吃上弟弟给他的1颗糖。3个弟弟虽然每天都有一个没有糖吃，但他们比以前更加快乐。

这是个感人的故事，这些孩子，虽然每天有一个人没有糖吃，但却是快乐的，这就是分享的力量，这就是亲情的作用！

自古以来，吝啬的人从未得到过好的下场。隋炀帝吝啬他的仁慈，结果民怨沸腾，全天下都要反他；葛朗台吝啬他的财富，搞得女儿与心爱的人从此天各一方，终究有缘无分。吝啬之人，往往伤害了周围的人，也伤害了自己。

不要吝啬你的微笑，它会给人以心灵的舒畅；不要吝啬你的爱心，它能拯救一只受伤小鸟的生命；不要吝啬你的关心，它能让你爱的人感觉到幸福；不要吝啬你的财富，它能给正在陷入困境的人看到生活的希望。生命中有很多品质，我们找不到吝啬的理由，也许对你，那只是小事一桩，但对他人，却是一辈子刻骨铭心的感动。

没有人可以离开他人成为这个世界上独立的个体，也没有人可以离开他人的帮助独自完成所有的事情。人与人之间需要相互帮助，彼此体谅，但在这之前，我们首先要学会分享。文成公主把自己的所有奉献给了西藏，终于把脚底那贫瘠的土地化为"冶金"的"锅炉"。吐蕃人民永远记住了她，记住了她俊俏的面庞，记住了她艰辛的步伐，记住了她伟大的身影。

天冷了，你可以享受阳光的温暖；受伤了，你可以享受亲人的呵护；生病了，你可以享受他人真情的问候；烦闷了，你可以享受周围美丽的风景。我们时时刻刻在享受他人的恩泽，所以，更没有理由去吝啬了。

懂得分享，就获得了一条爱的彩虹；懂得分享，就获得了一声爱的歌颂；懂得分享，就获得了一条爱的道路。正如托尔斯泰所说："神奇的爱，使数学法则失去了平衡，两个人分担一个痛苦，只有一个痛苦；而两个人共享一个幸福，却有两个幸福。"

嫉妒，是生命最大的毒瘤

人与人相处，难免会相互比较，比较之下，就容易产生嫉妒心理。日本《广辞苑》为嫉妒下的定义是："嫉妒是在看到他人的卓越之处以后产生的羡慕、烦恼和痛苦。"要知道，嫉妒之心会毁坏友谊，损害人际关系，甚至毁灭生活的安逸。美国著名心理学家布鲁纳曾经指出，好胜的内驱力可以激发人的成就欲望。但如果不能正确地认识竞争就会导致我们在相互的竞争中产生嫉妒心理。嫉妒过于强烈，任其发展，则会形成一种扭曲的心理：心胸狭窄，喜欢看到别人不如自己，并喜欢通过排挤他人来取得成功。

有这样一则寓言故事：

从前，有一只鹰，它有个朋友比它飞得高很多，它很嫉妒，为此，一次猎人经过时，它告诉猎人，把这个鹰射下来吧，猎人答应了它，但是有

个条件，猎人说："可以，但是你要给我一根你的羽毛，用来当成箭。"于是嫉妒的鹰，就在自己的身上拔下来一根漂亮的羽毛，然后送给猎人，但是它的朋友已经飞得很高了，猎人射出来的羽毛还没到半空就掉了下来，猎人告诉这只嫉妒的鹰："你再给我你的羽毛，我再射一次。"于是，嫉妒的鹰又在自己的身体上拔了根毛给猎人。当然，还是射不下来。一次又一次……最后，嫉妒的鹰身上的羽毛已经被拔光了，它再也飞不起来了，此时，猎人的双手伸向了它："那么我就抓你好了。"于是就把这光秃秃的、嫉妒的鹰抓走了。

看完这则寓言故事，我们不免嘲笑这只愚笨的鹰，但其实我们人类何尝不是如此呢？很多时候，一些人因为怒烧的妒火做出了害人害己的事。

其实，嫉妒心理普遍存在人类社会中，你是否曾经有这种感觉，当你和比自己优秀、比自己强的朋友相处时，会产生心理不平衡——"和她做朋友，感觉自己像个小丑一样，简直是她的附属品"呢？如果你的内心充满嫉妒，那么，这样的友谊，表面上还相安无事，但你的内心已经开始有一块阴云笼罩着，一旦出现一些小事，就一触即发。两人之间的友谊会消失得越来越快。实际上，绝对的公平并不存在，如果你不能清除这种不平衡心理，你就不能以一种轻松的心态去面对你的朋友。

面对嫉妒心理，我们要结合自己的实际情况，找出克服嫉妒心理的对策，并有意识地提高自己的思想修养水平。

要克服嫉妒心理，你可以这样做。

1. 客观评价自己

当嫉妒心理萌发时，或是有一定表现时，如果我们能冷静地分析自己的想法和行为，同时客观地评价一下自己，找出一定的差距和问题，也就能积极地调整自己的意识，控制动机和情绪了。

2. 发现别人的长处

以这样的心态面对比自己优秀的朋友，不仅能学会用客观的眼光看自己和对方，也能弥补自己的不足，这样，就不至于为一点小事钻牛角尖，还能交到帮助自己成长的真正朋友。

3. 友善又和谐地与人相处

对于青春期的你来说，人际交往在你的心理健康发展中非常重要，通过与人交往，你不仅能感受到关爱，还能通过他人的评价，及时地改正自己的不足，并且还能督促自己成长。同时，这对排解内心的嫉妒心理也非常有利。

4. 接纳自己和完善自己

任何人都不可能十全十美，当然也不会一无是处。青春期的孩子，容易骄傲自满，也容易自卑。因此，你有必要接纳自己并完善自己，所谓的接纳自己，就是既能看到自己的不足，又能看到自己的优点，然后继续发扬自己的优点，改正自己的缺点。当然，这里有一个关键点。你要相信自己是有价值的人，从而全力以赴地去实现自己的价值。

5. 快乐之药可以治疗嫉妒

你要善于从生活中寻找快乐，就像嫉妒者随时随处为自己寻找痛苦一样。如果一个人总是想：比起别人可能得到的欢乐来，我的那一点快乐算得了什么呢？那么他就会永远陷于痛苦之中，陷于嫉妒之中。

6. 自我宣泄，是治疗嫉妒心理的特效药

嫉妒心理也是一种痛苦的心理，当还没有发展到严重程度时，用各种感情的宣泄来舒缓一下是相当必要的，可以说是一种顺势而为的好方式。我们可以向好朋友或亲人等，把心中的不快痛痛快快地说个够，暂求心理的平衡，然后由亲友适时地进行一番开导。

总之，嫉妒是一把双刃剑，这把剑不仅可能会伤到别人，还会伤害自己。它刺向自己的心灵深处，伤害的是自己的快乐和幸福。俗话说，"人比人，

气死人"，人们在没有原则，没有意义的盲目比较中导致心理失衡就会引发嫉妒之心，而如果你能放下比较给你带来的枷锁，活出不一样的自我，那么，快乐就会如影随形。

第 11 章

缩小恐惧疗法：战胜恐惧，只需要你迈出勇敢的第一步

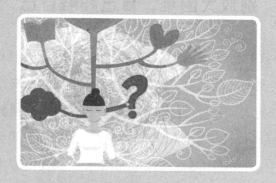

在我们的生活中，困难无处不在，而很多时候，打倒我们的不是这些困难，而是我们内心放大的恐惧。我们需要明白的是，在困难面前，逃避无济于事，只有正面迎击，困难才会解决。有时候，你会发现，那些所谓的困难与麻烦只不过是恐惧心理在作怪，每个人的勇气都不是天生的，没有谁是一生下来就充满自信的，只有勇于尝试，才能锻炼出勇气。

别放大困难，自己吓唬自己

人生路上，我们会遇到一些挫折，但我们的敌人不是挫折，不是失败，而是我们自己，是内心的恐惧，如果你认为你会失败，那么你就已经失败了，说自己不行的人，爱给自己说丧气话，遇到困难和挫折，他们总是为自己寻找退却的借口，殊不知，这些话正是自己打败自己最强有力的武器。一个人，只有把潜藏在身上的自信挖掘出来，时刻保持着强烈的自信心，困难才会被我们打败，成功者之所以成功，是因为他与别人共处逆境时，别人失去了信心，他却下定决心实现自己的目标。

那些成功的人士，都是靠勇敢面对多数人所畏惧的事物，才出人头地的。美国著名拳击教练达马托曾经说过："英雄和懦夫同样会感到畏惧，只是对畏惧的反应不同而已。"

的确，"现实中的恐怖，远比不上想象中的恐怖那么可怕。"当你遇到困难时，理所当然，你会考虑到事情的难度所在，如此，你便会产生恐惧，会将原本的困难放大。但实际上，假如你能减少思考困难的时间，并着手解决困难，你会发现，事情远比你想象中简单得多。

一天，某公司总经理突然宣布一条纪律：八楼那个挂着牌子的房间谁也不许进，谁进谁就会被炒鱿鱼。这可是事关职场命运的事，谁也没有多问，只是遵守这条令人感到奇怪的纪律。

3个月后,公司还和往常一样,招进了一批新员工,并且,总经理把这条纪律又重申了一遍。

其中有个年轻人很好奇,便随口问了一句:"为什么?"

总经理听到后也没有表现出很生气的样子,只是态度严肃地说:"没为什么!"

从这件事以后,这个年轻人的大脑里一直有个解不开的谜团——为什么总经理不让大家进八楼那个房间呢?难道有什么秘密吗?尽管周围的同事告诉他不要多想,只管做好自己的工作就好,可是他的好奇心却一直告诉他一定要去看看。

这天中午,趁着大家休息之时,他一个人爬上了八楼,然后轻轻地敲了敲那扇门,但却无人应答,然后他轻轻地推了一下门,门居然开了,原来门没锁。他小心翼翼地走进去,却发现,房间里没有任何摆设,只有一张桌子。年轻人来到桌子旁,看到桌子上放着一个纸牌,上面用毛笔写着几个醒目的大字——"请把此牌送给总经理"。

这个牌子已经布满灰尘,但看到这个纸牌,年轻人很快明白了总经理的用意,他立即拿起纸牌,直奔总经理办公室,当他自信地把纸牌交到总经理手中时,仿佛期待已久的总经理一脸笑意地宣布了一项让年轻人感到震惊的任命:"从现在起,你被任命为销售部经理助理。"

果然,这个年轻人没有辜负总经理的期望,他把公司的销售业绩搞得红红火火,并很快被提升为销售部经理。

事后许久,在公司年会上,总经理给了大家一个破格提升年轻人的解释:"这位年轻人不为条条框框所束缚,敢于对上司的话问'为什么',并勇于冒着风险走进某些'禁区',这正是一个富有开拓精神的成功者应具备的良好素质。"

其实，很多成功的门都是虚掩着的，只有勇敢地去敲开它，大胆地走进去，才能探寻出个究竟来。或许，那时呈现在你眼前的真的就是一片崭新的天地。毕竟，勇气是成功的前提。敢于破禁区者，必有意想不到的收获。

要调节恐惧心理，你可以从以下几个方面着手。

1. 告诉自己"我能行"

生活中，许多人常常说"我不行"。而之所以他们会有这样的意识，是因为两个方面的原因：一个是自我意识；另一个是外来意识。要摆脱这种种恐惧，必须在内心反复暗示自己："我能行"。

2. 多做一些没有做过的事

做曾经不敢做的事，本身就是克服恐惧的过程。如果你退缩、不敢尝试，那么，下次你还是不敢，你永远都做不成。只要你下定决心、勇于尝试，那么，这就证明你已经进步了。在不久的将来，即使你会遇到很多困难，但你的勇气一定会帮你获得成功。

总之，"物竞天择，适者生存"，当今社会更是一个处处充满竞争的社会，一个有作为的人必定是真敢想、敢做的人，而你首先要做的就是消除内心的恐惧，毫无畏惧，自然战无不胜！

一个人，不正面迎向恐惧，面对挑战，你就得一生一世躲着它。每一个人都要明白的是，我们所谓的困难并没有那么可怕，之所以不敢勇敢地跨出一步，是因为你内心的恐惧在作怪。恐惧将困难放大，就会压倒你自己；而如果你勇敢一点，打倒恐惧，你会发现，原来，所谓的恐惧只不过是只纸老虎。

消除恐惧,不必杞人忧天

有人说过,人生的冷暖取决于心灵的温度。然而现今社会,忙碌、紧张的生活让很多人处在对明天的恐惧中:要是我失业了怎么办? 这个月的房贷又该还了,我好像又老了……我们所担忧的问题实在太多了,而这些情绪会一直纠缠着我们,哪有快乐可言。而那些快乐者,他们始终能淡然面对一切,每天都开心地生活。

因此,勇敢的人们,人生路上,无论遇到什么,都不要恐惧。

曾经有这样一个故事:

在美国,有个刚毕业的年轻人,在一次州内的体能筛选中,因为表现良好而被选中,成为一名军人。

在外人看来,这是一件值得庆幸的事,但他看起来却并不高兴。他的爷爷听说了这个好消息后,便大老远从美国的另外一个地方来看他,看到孙子闷闷不乐的,就开导他说:"我的乖孙子,我知道你担心的事,其实真没什么可担心的,你到了陆战队,会遇到两个问题,要么是留在内勤部门,要么是分配到外勤部门。如果是内勤部门,那么,你就完全不用担忧了。"

年轻人接过爷爷的话说:"那要是我被分配到外勤部门呢?"

爷爷说:"同样,如果被分配到外勤部门,你也会遇到两个选择,要么是继续留在美国,要么是分配到国外的军事基地。如果你分配在美国本土,那没什么好担心的嘛。"

年轻人继续问:"那么,若是被分配到国外的基地呢?"

爷爷说:"那也还有两个可能,要么是被分配到崇尚和平的国家,要么是战火纷飞的海湾地区。如果把你分配到和平友好的国家,那也是值得庆幸的好事呀。"

年轻人又问:"爷爷,那要是我不幸被分配到海湾地区呢?"

爷爷说："你同样会有两个可能，要么是留在总部，要么是被派到前线去参加作战。如果你被分配到总部，那又有什么需要担心的呢！"

年轻人问："那么，若是我不幸被派往前线作战呢？"

爷爷说："同样，你会遇到两个选择，要么是安全归来，要么是不幸负伤。假设你能安然无恙地回来，你还担心什么呢？"

年轻人问："那倘若我受伤了呢？"

爷爷说："那也有两个可能，要么是轻伤，要么是身受重伤、危及生命。如果只是受了一点轻伤，而对生命构不成威胁的话，你又何必担心呢？"

年轻人又问："可万一要是身受重伤呢？"

爷爷说："即使身受重伤，也会有两种可能性，要么是有活下来的机会，要么是完全无药可治了。如果尚能保全性命，还担心什么呢？"

年轻人再问："那要是完全救治无效呢？"

爷爷听后哈哈大笑着说："那你人都死了，还有什么可以担心的呢？"

是啊，这位爷爷说的："人都死了，还有什么可以担心的呢？"这是对人生的一种大彻大悟。有时候，我们对某件事很担心，但只要我们转念一想，最好的状况莫过于……以这样的心态面对，其实就没有什么可担心的了。

尼采说："世间之恶的四分之三，皆出自恐惧。是恐惧让你对过去经历过的事苦恼，让你惧怕未来即将发生的事。"尼采这句话透露了恐惧的本质，冲破恐惧，靠的是我们自己的心，做到不念过往、不畏将来，我们也就放下了那些烦恼。在这浩瀚无边际的宇宙里，当我们驻足回首转望时，发现原来我们也和所有世人一样，是那么渺小，甚至比一粒微尘还小。我们甚至还会经历数不清的无奈和遗憾、痛苦和悲伤，但无论如何，我们都要勇敢。

在人生旅途中，很多人担心明天的生活，因此产生了不必要的恐惧，但实际上，这只不过是杞人忧天，我们谁也无法预料到明天，我们所能掌控的只有当下。

无畏是一种杰出的力量

生活中,我们总是羡慕那些有所成就的人,但我们也不难发现,他们身上都有着一个共同点:从来不逃避问题,不畏惧困难,不逃避恐惧。他们有着无畏的灵魂。无畏是一种杰出的力量,正是靠这种力量,成功者在遇到困境时才能以一种平静的心态把持自己,从而控制自己的怯弱,最终战胜困难,走出困境。

我们可能偶尔也会感到恐惧,我们要明白的是,不正面迎向恐惧,我们就会被恐惧打败。我们先来看看艾森豪威尔将军的一个故事。

一天,艾森豪威尔和平时一样从学校赶回家。在回家的路上,一个和他同岁的但比他身体强壮的男孩截住了他,艾森豪威尔不敢反击,于是,他只好一直逃跑。

回到家后,他将自己遇到的事告诉了父亲,父亲很生气地说:"你为什么要容忍那小子这样欺负你?"

"因为我知道我打不过他。"

"你这是懦弱,去,把那小子赶走。"

有了父亲这句话,艾森豪威尔像得到了特许似的,他立即跑回去,孔武有力地把刚才欺负自己的男孩打倒在地,然后正颜厉色地警告他:"如果你再找麻烦,我就每天揍你一顿!"

这件事以后,艾森豪威尔变成了一个勇敢的人。因为他知道,无论遇到什么,都不要退缩,一个人,如果没有勇气,干什么都畏首畏尾,那么,他就不会成为一个杰出的人。

　　"假如你选择了天空，就不要渴望风和日丽。"我们每个人都要以这句话自勉，不能让恐惧左右自己的心灵。我们很多人都佩服他人的勇气，也在电影中、书中甚至是生活中看到了很多勇敢者的身影，并很容易想象自己勇敢的时候是什么样子。但是当突然需要他们拿出勇气时，他们却有点儿不知所措：他们其实一点儿也不勇敢，他们还会因为恐惧而感到恶心。我们甚至可以用"意志薄弱""两腿打战"、"脚底发凉"以及"战战兢兢"等词语来描述他们在畏惧时的心态。事实上，我们在人生路都需要勇气，但却因为畏惧而退缩了，这才是人生的悲剧。去做你所恐惧的事，这是克服恐惧的一大良方。大多数人在碰到棘手的问题时，只会考虑事物本身的困难程度，如此自然也就产生了恐惧感。但是一旦实际着手，就会发现事情其实比想象中要容易且顺利多了。

　　不断进取，敢于面对一切困难，努力克服它、战胜它，这是生存的法则。相反，逃避是懦夫的作为，最终只能带来更多的危机。一个人绝对不能在面对恐惧的威胁时，背过身去试图逃避。若是这样做，只会使危险加倍。但是如果立刻面对它且毫不退缩，危险便会减半。任何人只要去做他所恐惧的事，并持续地做下去，直到有获得成功的纪录做后盾，他便能克服恐惧。

　　其实，很多时候，成功就像攀爬铁索，失败的原因不是智商的低下，也不是力量的单薄，而是威慑于自己的无形障碍。如果我们敢于做自己害怕的事，害怕就必然会消失。

　　当今社会，知识和信息更新速度之快，要求我们每个人都敢想敢做，也只有勇者才能事事在先，时时在前，跟进社会，做时代的弄潮儿。如果你不能除掉恐惧，那样阴影会跟着你，变成一种逃也逃不了的遗憾。不要因为恐惧失望而害怕尝试。一旦你面对恐惧，很多恐惧都会被击破。既然困难不能凭空消失，那就勇敢去克服吧！

　　现实中的恐惧，远比不上想象中那么可怕。恐惧是获得胜利的最大障碍。

你若失去了勇敢，你就失去了一切。

直面死亡，不必恐惧

生活中，也许很多人会产生疑问，什么叫死亡？死亡是什么样子的？该如何面对死亡……这些关于死亡的话题，生活中的我们好像从来很少考虑，也很少讨论过。或许，死，在我们的传统意识里，多少是一个令人忌讳的字眼。也正因此，纵观我们一直以来关于死亡的教育，几乎是一片空白。甚至于，当保险公司人员诚意向我们推荐一些与死亡有关的险种时，我们几乎条件反射般怒目而视然后拒之门外。这难道不是典型的鸵鸟精神吗？不谈死，死就不存在了吗？

佛家有云：我本不欲生，忽而生在世；我本不欲死，忽而死期至。人的死亡和出生一样，是个人无法选择的。无论是谁，最终都要告别所爱的人，告别世间的忙碌，一个人静静地面对死亡。

一切生命有生必有死，这是任何生命形式都无法抗拒的自然规律。作为一般的生命形式而言，生就生了，死就死了，几乎没有讨论的价值。然而，人作为高等动物，由于拥有自我意识，人能够将生命作为意识的对象来看待——能够将"我本身"作为思维的客体来认识，也就是说，无论是生命的起源、生命的过程还是生命的延续都成了自我意识的对象。因而，如何面对死亡的问题，也必然成了人类各民族文化的核心问题之一。

如何面对死亡，没有人可以相互取代，只能取决于个人的态度。听到死神的脚步，有的人惊慌失措，有的人视死如归，有的人淡定沉着……历史上的传奇人物，譬如黄继光、金圣叹，往往视死亡如无物，而更多的人是怕死的，譬如吕布临死前祈求当曹操的鹰犬，向忠发一被捕立即向蒋介

石乞活。

事实上，死亡并不可怕，人类无须对死亡感到恐惧。死亡存在于生命的旅途中，宛如天边的晚霞。死亡引领着一个个生命体即将消逝于无边的黑暗之中，但它同样是一个个美丽的瞬间，它甚至与生命初来人间时一样绚丽、璀璨……

1955 年 4 月 18 日，伟大的爱因斯坦病逝。临终前，他留下了一份遗嘱，在遗嘱中，有这样一节内容："在我死后，除了护送遗体去火葬场的少数几位最亲近的朋友之外，其他不要打扰。我不要墓地，不立碑，不举行宗教仪式，也不举行任何官方仪式。骨灰撒在空中，和人类宇宙融为一体。切不可把我居住的梅塞街 112 号变成人们'朝圣'的纪念馆。我在高等研院里的办公室，要让给别人使用。除了我的科学理想和社会理想不死之外，我的一切都将随我死去。"

的确，对哲学家来说，死是最后的自我实现，是求之不得的事，因为它打开了通向真正知识的门，灵魂从肉体的羁绊中解脱出来，终于实现了光明的天国的视觉境界。然而，我们都不是哲学家，但最起码我们能从哲学家的世界中汲取一点精神营养，爱因斯坦教会了我们如何看待死亡，如何直面死亡。

曾经有这样一篇小说《莫亚的最后一课》，讲述的是一位身患绝症的哲学家教授，真实记录他如何面对死亡的来临。每个星期的某一天，他的学生，从四面八方赶来，就会聚集在他的床头，听他说或大家一起讨论死亡的课题。如此一来，死亡反而就显得不再可怕了，就算是在他弥留之际，他，以及他的学生，也能坦然面对了。

是啊，至亲的人陪伴在身边，我们就不会感到孤单，或是给我们一句亲切的安慰，或是给我们一个轻吻，或是给我们一个紧紧的握手……就是如此简单，可能就可以给我们带来很大的安全感，使死亡不至于令人如此恐惧了。

从我们出生那天起,我们就注定了难逃一死,也就是说,生与死,是一个最普通不过的命题,只可惜,我们从来只重视生的欢乐,却从来没有正视过死的心理问题。从人的心理角度来看,死一定是令人恐惧不安甚至是恐怖的。既然如此,我们为什么不正视这份恐惧,然后,想方设法减少死亡来临时带给我们的恐惧呢?

大胆开口,当众说话并不可怕

我们生活中的一个人,都希望能把自己最好的一面展示给别人,得到别人的认同和赞赏,以此获得愉悦的人际关系。然而,很多时候,一些人在自我展示——当众发言的过程中因为内心恐惧而给他人留下了负面的印象。在一群人面前说话真的有这么恐怖吗?曾经在美国有一个调查,人类的14种恐惧中,排在第一位的恐惧你知道是什么?是当众说话!可能你也有这样的经历,学生时代,你活泼开朗,和同学们打成一片,但只要老师让你上讲台朗诵课文,你就面红耳赤,甚至结结巴巴。爱默生曾经也说:"恐惧比其他任何事物都更能击败人类。"即便那些演讲大师也会紧张,只是在逐渐的努力中,他们克服了恐惧。

美国成人教育家戴尔·卡耐基先生毕生都在训练成人有效地说话。他认为,成人学习当众讲话,最大的障碍便是紧张。他说:"我一生几乎都在致力于帮助人们克服登台的恐惧,增强勇气和自信。"

我们都明白,一个人要想在公共场合说话,就要自信满满,而恐惧是良好表达的天敌,一个人在"不敢说"的前提下是"说不好"的,唯有卸下恐惧的包袱,在语言中注入自信的力量,你才能成为一个敢于表达的人。

然而，令不少人苦恼的是，人们对于当众讲话都会有不同程度的紧张感，所以，我们一定要突破当众讲话让我们感到紧张的心理障碍。

在朋友的眼中，小宇是一个特别自信的女孩。在与别人说话时，她完全像个成熟的小大人一样落落大方、毫不畏惧，每当有人问起"你为什么这么自信"时，小宇都要讲起小时候的故事——从小到大，父母都特别宠爱她，然而，小宇也一直很害羞，家里来了亲戚，她都会躲起来；她一在生人面前说话就脸红。后来，为了帮助女儿克服恐惧，父母鼓励小宇经常在众人面前说话，比如，参加社区的少儿才艺比赛、上课时要积极发言，说来也奇怪，过了一段时间后，小宇好像变得自信多了，而现在的小宇已经长大成人了，已经在一家知名的文化单位找到了满意的工作，她始终是个特别自信、特别阳光、性格开朗、人缘好的女孩。

这里，我们看到了一个害羞的女孩在当众说话的过程中逐渐变得健谈、自信起来。可能有些人会说，我一在众人面前说话就紧张，该怎么克服呢？

1. 积极暗示，进而淡化心理压力

你不妨以林肯、丘吉尔这些成功的演讲者为榜样，他们的第一次当众演讲都是因紧张而以失败告终的，并在心里做自我暗示：紧张心理的产生是必然的，也是不能避免的，我不该害怕，我只要做到认真说话，就一定能说好。抱着这样的心理，你的紧张心理就会慢慢缓解下来。

2. 不必过多地考虑听者

法拉第不仅是英国著名的物理学家和化学家，也是著名的演说家。他在演讲方面取得的成功，曾使无数青年演讲者钦佩不已。当人们问及法拉第演讲成功的秘诀时，法拉第说："他们（指听众）一无所知。"

当然，法拉第并没有贬低和愚弄听众的意思。他说的这句话是要告诉我们，建立信心，才能成功表达。

事实上，可能很多人在当众说话的时候，都过多地考虑了听者的感受，害怕听者能听出自己的小失误,其实,你大可不必有这样的想法,因为,在说话时,谁都可能犯点小错误,没有谁会放在心上。再者,即使讲错了,只要你能随机应变,不动声色地及时调整,听者是听不出来的,何况,即使有人听了出来,也只会暗暗钦佩你的灵活机智,对你会有更高的评价。

3. 经常当众发言、有意练习

卡耐基说:当众发言是克服羞怯心理、增强人的自信心、提升热忱的有效突破口。这种办法可以说是克服自卑的最有效的办法。想一想,你的自卑心理是否多次发生在这样的情况下?你应明白:当众讲话,谁都会害怕,只是程度不同而已。所以你不要放过每次当众发言的机会。

任何人,在众人面前讲话时,都要克服自己的恐惧,并学会一些消除恐惧的方法,只有这样,你才能不断消除表达时的恐惧,成为一个会说话、会表达的人。

大胆表现自己,远离社交恐惧

我们生活的周围,有这样一类人:他们因容貌、身材、修养等而不敢与周围的人交往,逐渐产生孤僻心理,甚至开始对与人交往产生恐惧心理。这在心理学上被称为社交恐惧症。他们在人际交往中感到惶恐不安,并出现脸红、出汗、心跳加快、说话结巴和手足无措等现象。社会心理学家经过跟踪调查发现,在人际交往中,那些心理状态不健康者,相对于那些健康者,往往更难获得和谐的人际关系,也无法从这种关系中获得满足和快乐。事实上,我们每个人都是社会的人,都必须与人打交道,因此,如果你也内心孤僻,那么有必要调节自己的心态,大胆走出去。

吴女士是我国恢复高考后的第一届大学生。用她自己的话讲,在学校

学习乃至后来参加工作，学习成绩和专业技能可以说都是同龄人中的佼佼者。可是她生性胆怯，怕与陌生人打交道，一开口讲话就脸红。有时不得不随单位或是丈夫参加一些社交活动，她总是感到非常不自在。最让她感到难过的是在年初，单位要搞处级干部竞争上岗，其中一关是"施政演说"。她没有足够的勇气和胆量，最后只好放弃。

她的专业和资历绝不比任何人差，然而就是这个由"胆怯、害羞"组成的自卑拖了她的后腿！其实可以说她的"想法"拉了她的后腿。同时，心态的不开放、想法的单一性也是造成她自卑的主要原因。要想克服胆怯、害羞的种种不良表现，首先需要改变心态，然后进行必要的心理调试和训练。有以下几种方法。

1. 完善个性品质

其实，只要你拥有良好的交往品质，走出恐惧的第一步，就能受到朋友们的喜欢，慢慢地，心结也就能打开了。"人之相知，贵相知心"。真诚的心能使交往双方心心相印，彼此肝胆相照，真诚的人能使交往者的友谊地久天长。

2. 克服自卑，具备自信心

生活中，有这样一些人，与人交往中时总是表现得很自卑，甚至躲着他人，走路时低着头，说话时只有自己听得见，不愿跟熟人打招呼，不敢正视他人的眼睛，这些表现都是社交恐惧和自卑心理在作怪。我们要想处理好人际关系，首先就必须克服这一点。

高度的自信心意味着对自己的信任、尊重和肯定，也意味着对自己生活的实力充分的了解。

对此，我们要把与人交往当成一种兴趣而不是负担，你要明白，现代社会，没有人可以活在自我封闭的世界里，每个人只有在与人交往、不断学习的过程中，才会获得自我提高和发展。

3. 培养健康情趣

健康的生活情趣可以有效地消除孤僻心理。闲暇时,你不妨潜心学习一门学问,或学习一门技术,或者听听音乐、看看书、养养花草等。

4. 区分心理优势和"清高"

心理优势与所谓的"清高"是不一样的概念。有一些人,他们总是觉得自己与众不同甚至高人一等,于是,在与人交往中,他们会表现得清高、不理人,但实际上他们的能力不一定比他人强,为此,他们只能故作清高,将内心封闭起来,即使他人想与他交往,他也会表现得十分茫然、不知所措。而当大家都不理他时,他又会觉得自尊心受到了伤害。而有心理优势的人则不一样,他们在与人交往的时候,表现得镇定自若,即使遇到他人的恶意攻击,他们也能坦然面对,而这才是真正的气场。

5. 时刻保持良好的社交礼仪

中国是礼仪之邦,万事以礼相待,一个懂礼数的人会由内而外散发出吸引人的气质,这类人往往也不缺朋友。

6. 积极暗示,鼓励自己走出去

如果你很想认识一个人,却不敢站出来,也不表露自己的意愿,最终肯定是"无可奈何花落去","一江春水向东流",落得个自怨自艾。如果你不勇敢地走出自己设置的心理障碍,不主动地展示自己,那么你真的很难做到。为此,你不妨告诉自己:我有实力和优势,我的人品和操守足以让人信赖。我有专业能力和无限的潜力,我是最棒的!你必须有自信心,对认准的目标有大无畏的气概,怀着必胜的决心,主动积极地争取。

一个人是寂寞的,一个人的世界并不精彩,真正的快乐在于分享,那么,何不走出去、对他人敞开心扉呢?

第 12 章

焦虑缓解疗法：如何寻找紧张的排解通道

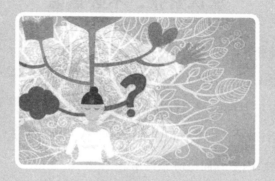

　　心理学研究表明，人们在日常生活中，经常会遇到各种各样的困难和障碍，为了解决问题，实现自己的目标，就必须克服困难。相信不少人都有遇事紧张的苦恼，严重时则会给人带来恐惧，形成焦虑。不得不说，如何处理好紧张心理直接影响着我们说话、做事、演讲的成功与否。针对紧张心理，提供了几种"自愈药剂"以供参考。

承认紧张，不必焦虑

在我们的现实生活中，一些人随着学业、事业的发展，需要经历这样一些场景：升学考试、求职面试、竞聘职位、发表意见等，我们都想发挥得更好，希望有更好的表现，但使不少人感到苦恼的是，人们对于这类考验心理素质的活动都会出现不同程度的紧张感，一些人无法对自己做好心理调节，甚至还会因紧张而搞砸整件事。

其实，紧张是再正常不过的心理，紧张能使人大脑皮层兴奋、开发潜能，许多专家认为紧张、压力是激发潜能的有利因素，紧张不见得是件坏事，适度紧张不但无害，还会起到积极的作用。以当众讲话为例，适度紧张会让我们重视听众，重视我们的表达方式，不会懈怠。只要你在乎听众，想给听众留下好印象，自然就会重视你的讲话，不会完全放松。事实上，那些有良好表现的人也并未消除紧张感，因为他们明白这样反而会让自己产生一定的动力。

然而，如果紧张变成过度紧张，就需要我们进行调整了，因为它会造成思维停滞、言辞不畅，为此，我们需要把它降到一定程度，让它成为一种助力而不是阻力。

那么，我们紧张的根源在哪里？既然紧张是人的一种反应式行为，那这种紧张到底是对什么做出的反应呢？

对此，我们不妨先来以生活中的高考为例进行分析。

相信大部分人都经历过高考，高考前一定都特别紧张。这是为什么呢？因为会担心意外情况的发生，万一发挥失常，万一考试那天发烧拉肚子，万一题目超出了自己复习的范围……很多偶然情况可能出现。这样，考试成功的把握就更没有多少了。一旦这种不安感产生，紧张感也会随之而来。然而，不得不说，也有不少人不会担心这一点，这类人有两种：一种是成绩非常好的，比如保送生，他们早就被一些名牌大学钦点，但他们要证明自己的实力，坚持自己考，非北大、清华这类学校不上，因此，他们的把握很大，不会在考试中紧张。还有一种学生，他们的学习成绩很差，深知自己怎么努力都考上，"是妈妈让我考的"，不得不参加。这样连需求都没有的人，还紧张什么呢？所以心理学上有一句话"压力总是伴随着需要而产生"。无欲则刚，没有需求，人还有什么担心和害怕的？

从上面的分析中，我们大致也可以推出人们在公共场合紧张的原因："有需求，没把握"。由于出现了害怕的感觉，让人产生了紧张。无外乎就是害怕"自我形象不好""怕出丑""怕丢脸""怕没面子"。有了这种害怕心理，才会导致紧张出现。

美国魅力学校校长都兰博士认为，产生怯场紧张的原因主要有以下几个方面：

1. 害怕做得没有想得那么好

如果需要参加演讲，一些人在演讲之前就为自己设定标准，一定要让听众接受自己的想法，一定要博得听众的掌声，一定要……但如果没有做到怎么办？于是，这种想法导致他们害怕起来，

2. 准备得不太充分

无论是考试还是当众说话，临时抱佛脚都会让人产生恐惧的心理。

3. 害怕负面评价

这与第一点异曲同工，对结果的过早考虑，会给人带来焦虑感。

4. 早期有失败的经历

曾经在众人面前丢脸、考试成绩不理想，要想重拾勇气，确实不易。

5. 没有充分进入角色

最后一点，也和前面四点有着不可分割的联系。

了解我们在很多场合下产生紧张感的原因，能帮助我们对症下药，找到具体的解决措施，以减小紧张给自己带来的负面影响。

放松心情，允许自己适度紧张

现实生活中，当一个人要参与某种活动、出现紧张的情绪时，他周围的人可能习惯这样劝慰他："别紧张！""有什么大不了的！"而当事人也通常会这样告诫自己："别紧张！""有什么了不起的！"然而，如果你经历过这样的情景，可能你也发现，这种方法几乎不会奏效，反倒会让我们更加不安。因为越是提醒自己不要紧张，越是在和自己过不去，也就会制造更大的紧张。正如有句话所说的："情绪如潮，越堵越高。"

因此，那些善于调控自己情绪和心理的人，都不会否认自己曾出现过紧张感，他们也建议我们允许自己紧张，这样，反倒会放松很多。

冬冬是一个普通工人家庭的孩子，有两个姐姐，他是家中老小，也是唯一的男孩子，父母宽厚待人、严于律己的生活态度深深影响着子女。从小，冬冬就是个很懂事的孩子，无论是学习还是生活，他从来都不让父母操心，小学和中学成绩一直名列前茅。

冬冬性格内向，因此，他的父母也就有意识地让他多说话，多与周围的同学和老师接触。于是，为了锻炼冬冬的勇气，他的父母就为他报名参加市里的演讲比赛。

演讲比赛一个月以后进行，冬冬为这事很着急，但他告诉自己，一定不能紧张，如果紧张，就搞砸了，但越是这样想，他越是紧张。在不知如何是好时，冬冬鼓起勇气来求教自己的语文老师。

"其实，我觉得，可能是你太严谨了，对自己要求太严格，面对几千个人演讲，即便是我们这样经常站讲台的老师，也会紧张，更何况是你呢？紧张没什么，不要害怕，如果你能允许自己紧张，也许能更自然。"

老师的话似乎很有道理，冬冬全部听进去了。按照老师的指点，冬冬发现，自己的心似乎平静了不少。当然，最后，冬冬以出色的表现完成了自己的演讲。

从冬冬遇到的情况我们不难看出，冬冬之所以感到紧张，是因为他不断给自己加压，不允许自己紧张，这是一种苛求自己的态度。但事实上，他可以掌握自己努力的程度，却把握不了最终的成绩。无形之中，他给自己制造了遭受挫折的条件。

因此，我们要减少紧张感，就要做到接受紧张而不是控制紧张。正如故事中的这位语文老师所说，即便是经常登台的老师也会紧张。紧张是正常的状态，要正确对待它。

然而，现实生活中，不少人认为紧张有碍于自己的发挥，是不正常的，为了不让人看出自己紧张，就拼命掩饰，刻意控制，故作镇定，结果不仅紧张控制不住，反而因为掩饰紧张加重了心理负担，变得更加紧张了。

要做到允许紧张，进而缓解紧张，你可以这样做：

1. 对自己微笑，对他人微笑

在出发之前，你可以对着镜子里的自己微笑，你还可以对路人、对你的同学、对你的听众微笑。这样，只要几秒钟，你就会自信多了。

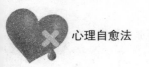

2. 承认你的紧张

不要跟紧张对抗，它就是身体对外在环境的一种应激反应，说明你的身体正常。如果接下来，你要开讲你人生的第一堂课，那么，不妨在讲话前跟听众坦然承认："今天看到这么多老师、同学，我真的感觉有点儿紧张。"这样说，放弃了掩饰的心理，接下来你的表现反倒自然了。

事实上，人人都会紧张，你紧张了大家认为你很真实，但要是刻意控制，大家就会感觉你好像故意在隐藏着什么而让人不踏实、不安全，便会防备你。展示了最真实的自我，大家就容易接受你。允许紧张后，我们可以发现，此时，我们不应该称为"克服"紧张，而应该是"调适"。

一旦我们允许紧张出现，最大的好处就是人会变得真实。不要想着去控制紧张，若紧张就随它去吧。放松自己，承认和允许自己紧张，你会发现一切更自然！

越是关注，越是紧张

生活中的人们，不知你是否有这样的体会：骑车在路上行走，看到前面有棵树，你告诉自己一定要绕过去，但还是莫名其妙地撞上去了；失眠的晚上，会发现越想睡觉，却越睡不着，越是想克制自己不去想任何事情，却越无法停止思考；电影里，一人用刀挟制另外一个人，被挟制的人告诉自己一定不会受伤，但潜意识里已经将注意力放到刀子上了，然后，悲剧真的发生了……同样的情况发生在那些戒烟瘾和戒网瘾的人身上，越是压抑，则越会反噬！也就是说，如果你从事这件事，你把所有注意力都投入其中，你会发现，越是过分在意结果，越是紧张，结果也就越不尽如人意。

美国斯坦福大学的一项研究也表明，人大脑里的某一图像会像实际情况那样刺激人的神经系统。比如当一个高尔夫球手击球前一再告诉自己"不要把球打进水里"时，他的大脑往往就会出现"球掉进水里"的情景，而结果事与愿违，这时候球大多会掉进水里。

我们每一个人几乎都有过这样的经历，我们越是专注于某一件事情，越是很难做好。而许多感觉实在难以完成的任务，心里不去想了，以听之任之的心态去对待，往往却又轻而易举地做好了。

为此，我们在从事某件事时，也要调节自己的心态，看淡结果，才能减少或者消除紧张感。

很多时候，人们在面对即将发生的事时，总是表现得十分紧张："我们研发部门花了半年的心血研究的产品，要是我给搞砸了就全完了，怎么对得起他们呀。"事实上，你要明白的是，你可以掌握自己努力的程度，却把握不了最终的成绩。患得患失，只会给自己制造遭受挫折的条件。

我们经常听到一句话："这件事具有重大的现实意义和深远的历史意义"，形容我们做的事有很重要的意义。我国的"嫦娥"卫星发回第一张月球照片时，电视报道就评论"嫦娥"工程意义重大而深远。这件事确实意义重大，但我们的发言、讲话有那么大意义吗？往往很多情况只是走个过场和有个形式。所以，下次你觉得你正在做的事的意义非常重大时，和"嫦娥"工程比一比，想想你的讲话有那么重大的现实意义和深远的历史意义吗？因此，首先要客观评价你讲话的作用与意义，把结果看轻而不是盲目放大。

那么，我们该如何转移自己的注意力，避免患得患失的心态呢？

1. 摘掉假面具，承认自己的紧张

我们越是想获得成功，就越是焦虑。此时，克服的方法是让紧张情绪反过来帮你的忙。心理学家称其为"积极性重构"，即以不同观点来看问题——是从好处看，而不是从坏处看。当你对自己有信心，又具有表达自己感受的勇气时，你就能把自己的焦虑减轻，使之化为力量，从而坚强起来。

2. 专注事情本身，淡化焦虑

如果太注重成功或失败，结果往往会失败。只要你注重事情本身的特点及规律，专心致志地讲好话、做好事，你就会收到意想不到的效果。

当我们能够以一种闲庭信步的心态面对你所从事的事，你就是一个随心所欲、能控制自己紧张情绪的人了。

过分考虑后果、患得患失的的心态只会让紧张加剧。关注过度，就会把结果看得太重，做事就会受到影响。要想克服紧张，首先就要看淡结果，学会淡然面对。

焦虑是因为过度紧张

德国的一位哲学家曾讲过这么一段话：没有什么情感比焦虑更令人苦恼了，它给我们的心理造成巨大的痛苦。而焦虑并非由实际威胁所引起，其紧张惊恐程度与现实情况很不相称。追求快乐是人类的本能。因此，通常来说，焦虑是无谓地担心。我们要彻底摆脱令人苦恼的焦虑，就要选择平静身心。其实，只要我们找出适合自己的心理调节对策，一般时过境迁，焦虑情绪便会自行缓释，不可过于担心！

道森太太是个大忙人，她经营着自己的洗衣店，还得照顾丈夫和儿子，为此，她每天忙得焦头烂额，但她懂得调节自己的心情。"我的兴趣比较广泛，只要是美的事物，我都喜欢。也许正是如此，在我工作、生活中遇到困难，感到太疲惫、太压抑、太困惑时，我就用自己的喜好来调整自己。"

她说："有时候，人不一定要赚到很多钱时，才会得到自己想要的东西。我没赚到太多的钱，也没花太多的钱，一样得到快乐。在我工作遇到'瓶颈'时，为了让自己不因为工作的困顿压倒自己，我每天都会花半个小时的时间去弹钢琴，我很庆幸，父亲在我很小的时候就让我学会了体会音乐的力量。"

我们毕竟是吃五谷的凡人，怎会不遇到烦心的事呢？但只要我们保持内心平静，无论外在世界怎么变幻莫测，我们都能坦然面对，做到不为情感所左右，不为名利所牵引，从而洞悉事物本质，完全实事求是。

对此，我们应积极寻求克服焦虑的的心理策略，下面一些自我调节的方法或许有助于早日摆脱焦虑。

1. 尽可能地保持心平气和

有句俗语，欲速则不达。要摆脱焦虑最忌急躁，当然，对于那些有焦虑症的患者，这是有一定难度的。

2. 必须树立起自信心

那些容易焦虑的人，通常都有自卑的特点，遇事时，他们多半会看低自己的能力而夸大事情的难度；而一旦遇到挫折，他们的焦虑情绪和自卑心更为明显。因此，我们在发现自己的这些弱点时，就应该引起重视并努力加以纠正，绝不能存有依赖性，等待他人的帮助。有了自信心就不害怕失败，如果十次之中成功了一次，就会增添一份自信，焦虑也退却了一步。

3. 做好最坏的打算

谚语常说："能解决的事不必去担心，不能解决的事担心也没用。"这样一想，你会发现，在最坏的情况面前，也没什么可忧虑的，那么，你也就能变得积极了。

因此，我们始终要记住，人生在世，很多事我们控制不了，但我们可以选择自己的心态，以乐观、积极的心态面对，那么不好的机会也会成为好机会。如果用消极颓废、悲观沮丧的心态去对待，那么好机会也会被看成不好的机会。

人生的平淡和起起伏伏都是一种生命的轨迹，而只有内心平和的人才能体味其中的真谛，因此，我们不妨以平常心看待生活，用心去享受简单

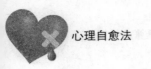

生活中的快乐、幸福！

转移注意力战胜紧张的最佳方法

相信不少人都为希望减少紧张感而头痛：即便开始材料准备充足，甚至已经演练过很多次，但在进入状态前还是会紧张，甚至手忙脚乱、不知所措。对此，你不必恐惧，因为这是正常的心理现象。

所谓紧张感，就是指一个人与长辈尊者、陌生人见面，特别是与异性初次见面，或者在人多的场合发言时，所表现出来的不安、慌乱的感觉，或者说怯场。怯场一般是由于情绪过分紧张所致。在紧张状态下，人的大脑皮层中形成了优势兴奋中心，从而使保持记忆中枢的内容处于被抑制状态，具体表现是回忆不起熟悉的知识。怯场心理属于一种情境焦虑。这种紧张的表现因人而异，一般表现为脸红、手脚无措、声音颤抖、流汗等现象，严重的还会无法开口说话或者晕倒。

各种不同的学科专家有不同的观点。有人认为紧张是人们保护自己、提高自己声望而产生的一种行为的反抗态度。也有人认为紧张与个人气质、性格和情绪有关，也有人认为是一种恐惧情绪。

卡耐基提出：只有一个人能够治疗你的恐惧和紧张，那就是你自己。我不知道还有什么办法比"忘我"更好。当你感到害羞、胆怯、不安时，立刻把心思放在别的事上，忘记自己，人脑是不可以同时思考两件事的。

那么，如何忘记自己呢？其实很简单，其中一个重要的方法就是转移注意力。举个简单的例子，老师在学生面前、父母在子女面前、领导在下属面前，都是有一种心理优越感的，他们在说话的时候，常常会俯视对方，把自己当成主导者，也就少了很多紧张感。

因此，所有心理学专家都建议：演讲前，如果你感到紧张，那么，不妨转移自己的注意力，以使自己达到忘我的状态。

事实上，对于消除紧张心理卡内基最有经验，而在他的众多经验中最基本的经验就是："你要假设听众都欠你的钱，正要求你多宽限几天；你是神气的债主，根本不用怕他们。把身体站直，然后开始信心十足地讲话吧！好似他们每个人都欠你的钱，你在催他们还债，假想他们聚在那儿是请求你宽限还债的时间。这种心理作用对我们大有帮助。"

我们不妨先来看下面的故事：

小白今年刚上大一，她是全年级学习成绩最好的学生，作为学生代表，学校希望她能为大一新生做一次演讲。小白在接到这个通知后，烦恼了很多天，因为她从来没有在众人面前说过话，从前那些公共场合的表演，她也都是能推就推了。

这天晚上，小白准备在网上找一些资料组织演讲内容，巧的是，她遇到了大自己一届的学姐，学姐也是"学霸级人物"，小白心想，可以问学姐一些关于演讲的问题。

切入正题后，小白问："学姐，我听说你以前也经常在全校师生面前演讲，你不紧张吗？"

"紧张啊，在所难免的。"

"那你是怎么克服的呢？我下周也要进行一次演讲，现在还处于担惊受怕中。"

"其实不用害怕，我有个方法，是我从那些演讲大师那儿学来的，你走上演讲台后，可以暗示自己，台下这些人都欠了你的钱，用一种俯视一切的心理，就没有什么好怕的了，实在不行，你可以把台下的人都当成空气，假设他们不存在，那还有什么好担心的呢？"

"学姐，你说得对，这应该是个不错的方法。"

……

按照学姐的方法，演讲时，小白发现自己真的不是那么紧张了。演讲结束，当她听到一阵阵掌声时，她知道自己人生中的第一次演讲成功了。

生活中的我们，如果在遇事紧张时，不妨也和案例中的小白一样，采取注意力转移的方法，这样，恐惧感将无所遁形。

无论是身经百战的前辈还是新手，在从事某些事时，总会经历到一些恐惧、一些震击、一些精神上的紧张，这是正常的。问题是，只要能占据心理优势地位，所有思维顾虑都会一扫而光。

掌握随时随地克服紧张的几个心理技巧

很多心理学专家给出建议，如果你是个容易情绪紧张的人，那么，在做事前最好先放松自己，最重要的就是要把注意力从自己身上移开，为此，你可以做一些放松身心的活动。

刘小姐是一名培训讲师，她的工作就是经常在全国各大企业对人才进行培训，自然免不了要经常在众人面前说话。对于自己的工作虽然已经十分熟悉，对于那些演说词，刘小姐甚至已经能背下来了，但是每次演讲前，她还是莫名地紧张。这几年，刘小姐逐渐摸索出了能帮助自己减轻紧张感的方法：平时没事的时候，她会在网上收集一些小笑话，然后存在自己的手机里，到演讲前，她就拿出来看，那些小笑话能让刘小姐开怀大笑，她心里所有的不安也就烟消云散了。

和故事中的刘小姐一样，即便那些演讲大师，在演讲前也会紧张，只是他们都有属于自己的调节方法，刘小姐使用的就是幽默放松法。的确，演讲中，要想有效地表达自己的意思，首先要学会自我放松，放松了才能自如。那怎样才能放松呢？这里，经验丰富者为我们分享了几个有用的方法。

1. 深呼吸

采用呼吸调节法可以消除杂念和干扰。当自我感觉十分紧张时，有意识地控制自己的情绪。

具体做法是，脚撑地，两臂自然下垂，闭合双眼，把注意力集中在呼吸上，静听空气流入、流出时发出的微弱声音。然后，以吸气的方式连续从 1 数到 10，每次吸气时，注意绷紧身体，在头脑中反应出数字，在呼气时说"放松"，并在头脑中再现"放松"这个词，这样连续数下去。注意节奏放慢，让身体尽量松弛，直到感觉到镇静为止。你也可以在平时有意识地训练自己放松，这样，在演讲的时候出现紧张心理，就更容易调控。

2. 均衡运动，活动一下身体的一些大关节和肌肉

均衡运动是指有意识地让身体某一部分肌肉有规律地紧张和放松。比如我们可以先握紧拳头，然后松开；也可以固定脚掌，做压腿，然后放松。做肌力均衡运动的目的在于让你某部分肌肉紧张一段时间，然后你便不仅能更好地放松那部分肌肉，而且能更好地放松整个身心。你需要注意的是，做的时候要均匀缓慢，动作不需要有一定的格式，只要感到关节放开、肌肉松弛就行了。

3. 闭上眼睛，着意去想象一些恬静美好的景物，如蓝色的海水、金黄色的沙滩、朵朵白云、高山流水等。

4. 收集笑话，建立自己的"开心金库"

就是平时多收集一些笑话，在上台前想一想最好笑的，让自己开心起来。经研究，笑能很快使神经放松。

5. 要把注意力从自己身上移开

在考试时，老师会给出一些建议：对于那些不会做的题目，可以先转移注意力，减少焦虑，回避这个一时解答不了或暂时回忆不起来的问题，

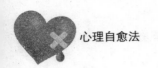

当其他问题解答完之后再回过头来"重新"思考回避的问题。这种做法可以使优势兴奋中心得以转移。

同样，在做其他事前，你也可以休息片刻或者活动一下四肢、头部，来调节中枢神经系统，从而使抑制状态得到缓解。

你甚至也可以将注意力集中到一些日常物品上。比如，看着一朵花、一点烛光或任何一件柔和美好的东西，观察它的细微之处。点燃一些香料，微微吸它散发的芳香。

当然，要想真正消除紧张心理，从根本上来说还是要降低对自己的要求。一个人如果十分争强好胜，事事都力求完善，事事都要争先，自然就会经常感觉到时间紧迫，匆匆忙忙。而如果能够认清自己能力和精力的限制，放低对于自己的要求，凡事从长远和整体考虑，不过分在乎一时一地的得失，不过分在乎别人对自己的看法和评价，自然就会使心境松弛一些。

如果在准备充足的情况下，你还是会产生紧张情绪，那么，掌握一些自我放松的技巧可以让我们"应急"！

第 13 章

压力缓解疗法：轻松减压，找回健康生活状态

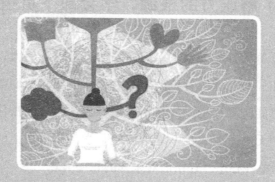

随着社会竞争越来越激烈，身处这个竞争激烈、纷繁复杂的社会环境中，每个人都会感觉到压力。不同程度上的心理压力，会引起人的身心疾患的发生。轻者会引起一个人心理上的不健全，更有甚者会引起一些重大疾病。由此可见，消除这些心理压力刻不容缓。要想健康地生活和工作，就要学会一些缓解心理压力的自愈疗法，有助于调节自己的心理，营造一种健康积极的生活状态。

了解压力的根源，学会卸下负担

随着社会竞争的日益激烈，人们面临的压力越来越大，普遍感觉生活不快乐、烦躁和痛苦。不堪背负的生活之重往往压得我们喘不过气来，因而在生活中，总能听到周围的人在不停地喊累，但却无法休息下来，生活就是如此，我们无力改变，唯一能做的便是学会卸下身上的重担，从根源上认识压力，调整好心态，轻松面对未知的每一天。

就像大多数女孩子一样，小倩读完了中学，读大学，毕业后参加工作，每天忙忙碌碌的生活让她过得非常充实。可是，突然有一天，她发现身边的女孩子不是在热恋中，就是已经为人母了，而28岁的她依旧是一个人，顿时，她感觉压力倍增。更重要的是，父母每天唠叨，也让她很烦。原来总是能一觉睡到天亮的她开始失眠了。

不是小倩没有人追，以前她总是觉得自己还小，不是谈婚论嫁的时候，所以从来没有认真去考虑过。即使父母多次要求她的时候，她也总是淡然地说一句"我知道"而敷衍过去。而今比她小好几岁的女孩子都结婚了，环视四周，只有自己是一个人的时候，她觉得是该考虑这个问题了。

可是，恋爱婚姻这种事情是需要一定缘分的。她也试着和身边的追求者接触，可是没有一个有那种特别喜欢的感觉。父母开始催促，朋友们也忙着介绍，可是见来见去，没有一个人能给她她想要的那种生活，小倩烦恼不已，婚姻成为她的一个大包袱，她的失眠情况也越来越严重。

转眼一年又过去了，29 岁的高龄让小倩有点儿不知所措。身边的亲戚朋友也会时不时地询问，每每提及这个话题，小倩都感觉痛苦不已。为此，她每天除了上下班外，几乎很少外出，很少和朋友聚会，连她最亲最爱的姥姥也很少去探望了。

但是，这并没有减轻小倩的痛苦，她经常整夜睡不着，她反复思考自己为什么不能和别人一样组建家庭。而在家里，妈妈总是在不停地叨唠，还时不时地逼着她跟这个王大妈的儿子相亲，跟那个张阿姨的侄子见面。似乎她是卖不出去的蔬菜一样，再不出售就要过了保质期。为此，她跟妈妈发生了很多次争吵。

小倩无助地问自己："这到底是怎么了，难道长大有错吗？"现在的她痛苦不已，满脑子都是恋爱婚姻。下了班不敢回家，不敢见亲戚朋友，恨不得有个地洞钻进去。有时候，她想：要是死了多好，一了百了。

故事中的小倩从刚开始的失眠到后来出现轻生的想法，原因是大龄的她没找到适合的对象，倍感压力。同时，亲戚朋友的关怀在一定程度上增大了她的压力，再加上父母的催促，让她背负不住婚姻给予的压力。

事实上，现代社会，人人都感到前所未有的压力，而我们只有学会调节自我，卸下压力，才能轻松地生活，那么，究竟如何才能做到呢？

1. 要对自己有个清晰的认识

生活中，很多人对自己的认识不清晰，总觉得自己了不起，因而对自己提出了很高的要求，结果自己的能力有限，往往达不到预先的效果，倍感压力。他们因此对自己很失望，很不快乐。不管做什么事情，都要对自己有个清晰的认识，不要对自己有过高的期望，这样你就不会为了让自己满意而背负过重的压力了。否则你只能是在哀怨中对自己失去信心。

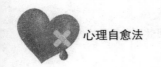

2. 抱负和理想务必切合实际

小时候我们谈到自己的理想的时候，往往说得越离谱，越能表现你是个有前途的人。可是长大后，你才发现，很多事情并不是自己想的那么回事。因此，给自己定目标的时候，一定要切合实际，千万不要天马行空、好高骛远，否则，给自己背负了过于沉重的压力，你怎么会开心起来？要知道你已经不是抱着理想的小孩子，而是要通过自己的抱负来实现自身价值的成年人了。

3. 适当学会调整自己的心态

当你遭遇失败和挫折之后，一定要调整自己的心态，千万不要在欲望的驱使下，不择手段地去走你不可能走的路。这样，不但你不会快乐、不会开心，甚至还会把你自己逼疯。要适当地调整自己的心态，对失败和挫折要有清晰的认识，失败和挫折同时会激发你的斗志，千万不要因此而否定自己。你越消沉、越对自己失望，你的压力会越大。

4. 要适当向生活和自己妥协

尽管我们在祝愿别人的时候常常说"心想事成"，可是生活毕竟是生活，是不可能让你心想事成的。所以，对于我们来说，如果你心里想的事情根本就没有办法实现，那么不妨适当地向生活妥协、向自己妥协。这样，你便会少了很多压力，多了几分轻松和快乐。否则，和生活较劲，最终输掉的还是你自己。

可见，生活本身是美好的，只是我们给予自己太多的纠结，仔细想一想，完全没有这个必要。让自己活得轻松一些不好吗？因而，如果你感到压力太大，不妨了解压力的根源，学会卸下负担。

无法热爱的工作果断辞职

人活于世，任何人都有自己的喜好，对于工作也是，做自己喜欢的事，才会产生源源不断的热情，才会有所成就。可想而知，始终做着自己无法热爱的工作，这是怎样一种煎熬？

生活中，相信那些为了薪水而工作却并不热爱工作的人都倍感压力，会对自己的能力产生怀疑、有无用感等，而高度的精神压力甚至有可能导致心理问题乃至心理疾病。为此，专业的心理咨询师给出意见，对于因对工作状态不满意而感到压力大的患者，首先应该调整自己的状态。

琳达现在已经是一家连锁餐饮企业的老板了，现在的她，脸上每天都挂满笑容。而 6 年前，她只不过是旧金山一家快餐厅的侍应生。而她的丈夫保罗也只不过是一名交警。虽然那时候他们每天工作强度都不大，生活也无忧，但是琳达并不快乐，她有自己的梦想——开一家冰激凌店，她做梦都希望能有自己的事业。那一段时间，她的脑海里总是在琢磨着辞职与否的事。为此，她失眠了，经常连续几天都不能合眼，保罗看出了妻子的心病，所以他劝妻子辞职。

随后，他们为开冰激凌店做了一些调查工作，但是他们并没有发现合适的机会。

有一次，一个客人来店里吃饭，琳达无意中和他聊了几句。原来，对方是一家名为"酷圣石"的冰激凌店的老板。这引起了琳达的兴趣，经过数次的拜访和勘查，她和丈夫一致认为这就是自己长期以来所寻找的机遇。于是，他们便决定冒险投资。

当你进入琳达的这家冰激凌店之后会发现，琳达工作起来是如此热情洋溢。不论你什么时间去买冰激凌，这家冰激凌店总会有一个人一直守在店里，与此同时，保罗还保留着警察这份职业。但他们确实是在享受自己

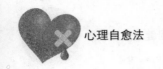

所做的工作。

琳达的故事告诉我们，一份不适合自己的职业不会为你带来快乐，相反，很有可能为你带来压力。所以，只有做自己喜欢的事、投资自己热爱的事业，才会收获快乐，收获财富。

自古以来，无论做什么，兴趣都是孜孜不倦的动力。而很多成就卓著的人士的成功，首先就得益于他们充分了解自己的爱好、兴趣，根据自己的特长来进行定位或重新定位。但在对自己进行准确定位前，你需要做的就是果断地放弃自己现在所不擅长的工作。

同样，在现实工作中，我们也只有热爱一份工作，才有动力，即便劳累一天，也内心坦然、睡得踏实，否则只会感到来自身心的压力。那么，对于工作，我们该怎样选择呢？

1. 在选择前，你应该考虑自己的兴趣

有句话说得好："选择你所爱的，爱你所选择的。"为了培养你对工作的热情，首先，在工作前，你应该考虑自己的兴趣。一般情况下，如果你真的不喜欢自己所做的事情，对它缺少积极性，那么这是不值得的，不管你得到的回报有多高，都是不值得的。

2. 选择之后，专注于你的工作

有一位画家，举办过上百次画展。在一次朋友聚会上，一位记者问他："你成功的秘诀是什么？"画家说道："我小的时候，兴趣非常广泛，画画、拉手风琴、游泳样样都学，还必须都得第一。这当然是不可能的。于是，我闷闷不乐，心灰意冷，学习成绩一落千丈。父亲知道后，并没有责骂我。晚饭之后，父亲找来一个小漏斗和一捧玉米种子，放在桌子上。告诉我：'今晚，我想给你做一个试验。'父亲让我双手放在漏斗下面接着，然后捡起一粒种子投到漏斗里面，种子便顺着漏斗漏到我的手里。父亲投了十几次，我的手中也就有了十几粒种子。然后，父亲一次抓起满满一把玉米粒放到漏斗里面，玉米粒相互挤着，竟一粒也没有掉下来。父亲意味深长地对我说："这个漏斗代表你，假如你每天都能做好一件事，每天你就会有一粒种子的收获和快乐。可是，当你想把所有的事情都挤到一起来做，反而连一粒种子也收获不到了。"

20 多年过去了，我一直铭记着父亲的教诲："每天做好一件事，坦然微笑地面对生活。"

对一个领域 100% 地精通，要比对 100 个领域各精通 1% 强得多。因此，拥有一种专门技巧，要比那种样样不精的多面手更容易成功，以 15 分的精力去追求你想得到 10 分的成果，它会带给我们一些真正意义上的收获。

其实，并不是所有行业都是妙趣横生，无论你做什么，你都要忍受其枯燥乏味，在我们选择好投资领域之后，我们就要投入精力。要知道，工作都会因为工作环境的一成不变而变得枯燥乏味。可见，一件工作有趣与否，完全取决于你的看法，对于工作，我们可以做好，也可以做坏；可以高高兴兴和骄傲地做，也可以愁眉苦脸和厌恶地做。如何去做，这完全在于我们自己。

总之，一份不热爱的工作会为我们带来很多痛苦，尤其是心灵上的，并且，无论做什么事，没有热情的努力是白费的，也是没有效果的，有兴趣才会热爱，你才会珍惜你的时间，把握每一个机会，调动所有的力量去争取出类拔萃的成绩。

找人倾诉是解压的好方法

上海某学院一栋宿舍楼发生火灾，其中该学院的 4 名女生在惊慌中跳楼逃生，不幸身亡。幸存下来的学生中，有些人感觉到每天都生活得提心

吊胆，心里留下了很大的阴影，不得不回家"疗伤"。

正如心理学家指出的，每个人都应该学习一些有效的心理减压方法。这样做，不但能够减轻这些不良事件对当事人的心理伤害程度，而且还可以帮助我们身边的人更好地处理这些不良事件，何乐而不为呢？

工作生活中，当你遇到各种压力时，或是感觉自己承受过大的心理压力时，不妨试试倾诉法。心理学家认为正确适当地倾诉自己的烦恼，可以帮助我们宣泄内心的压力，但值得注意的是，要注意自己的方式和方法，否则会造成新的人际关系问题，从而带来新的烦恼。因此，在运用这种方法时，要注意以下几点。

1. 交几个知心朋友

"千里难寻是朋友，朋友多了路好走""朋友是自己成功的阶梯""朋友是人生中宝贵的财富"这些话都说明了朋友对人们的重要性，也说明了人们对友情的渴望。两个亲密的朋友会无话不谈，即使是在很远的地方也能够感觉到彼此之间的存在，会互相帮助，共同成长。打个比方说，当你不小心割伤了手指时，你一定会立刻找创可贴。当你在心里遇到什么不开心的事情的时候，你肯定是需要有人在旁边支持你，给你打气。要很好地处理好压力，那你必须有强大的"后备力量"。也就是说，我们只有具备几个可以掏心掏肺的知己，才能在需要他们时，让他们挺身而出。

事实上，日常生活中也充满了交友的机会。例如在每天上班搭乘的公车里、在图书馆中、在公园中遛狗时……我们经常可以在合适的时刻与人交谈。若有机会（如两人每天上班必须搭同一班车），双方就可以进一步成为朋友。即使没有机会，一个微笑、一句问候的话，都可以带给自己和别人一些温暖，让这世界变得美好些。

2. 注意选择倾诉的对象

当我们感觉到自己内心承受一定压力时，要学会适当地倾诉。但是在选择这种方式时，一定要注意自己所选择的对象。有些时候造成我们内心压力的是一些不能向外人倾诉的隐私问题，因此，这就要求我们选择一些能够替自己严守秘密的朋友，可以是同性，也可以是异性，但前提是能够确保这些东西不会被泄露出去。只有选择对了倾诉对象，才不会给你以后的生活增添新的烦恼。

随着社会的发展，人与人之间的关系变化异常紧张，多数人会选择自己不认识的人作为倾诉对象。比如，在网上对网友倾诉等。这种方式既可以有效地释放自己内心的压力，又不会担心日后自己所说的话对自己造成不利的影响。

3. 倾诉的频率

在选择倾诉对象的问题上，有些人不喜欢选择陌生人，他们往往会选择一些自认为比较亲密的人。不管选择什么样的人，都需要注意自己的倾诉频率，不能太过于频繁。如果你经常在某人面前唠叨同一个问题，会给人心理上带来厌烦的感觉，可能前几遍别人会认真对待，再往下讲，对方也只能抱着敷衍的态度。更有甚者会引发双方关系紧张，为自己带来新的心理负担。

4. 主动调整自己的不良情绪

当你向他人倾诉自己的烦恼与压力时，面对对方的开解与安慰要主动调整自己的思维方式，顺着开解者的思维思考问题。俗话说，旁观者清，当你身陷谜团的时候，你可能无法全面了解当前的情形，因而内心会出现这样那样的困惑，所以当你把内心的愤懑之情宣泄出来以后，要学会接纳别人的意见和建议，效果就会更加明显。

面对来自工作和生活的压力，我们只有学会积极主动地化解内心所承受的压力，才能保证身心的健康发展，从而为自己创造高质量的生活。如果你还在为一些事情感到心烦意乱，那么就大胆地把内心的苦恼说出来吧，

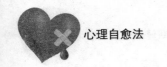

相信一定会有一个好心情来面对以后的工作和生活。

清理心理垃圾，让自己轻松前进

生活中的你，有没有偶尔觉得自己身上的包袱很重或者心里像积压了很多石头？这些都让你觉得喘不过气，在人生的道路上越走越困难。可是假如有一天你放下所有包袱，摒弃掉一切外界的干扰，你就会感到从未有过的轻松。把不必要的包袱扔下，用适当的方法把心里沉积已久的怨气发泄出去，然后一身轻松地继续该做的事情。

如果能够及时地把自己不愉快的心情发泄出去，就能更快地进入下一阶段健康快乐的生活。不要压抑自己的不良情绪，如果这种不好的情绪一直在心里残留，就像沼气一样能够让人中毒，这会给人在心理上形成内在的巨大压力。

热气球想飞得更高就要抛弃更多沙袋，风浪中的船想航行得更远，也要把笨重的货物扔掉。我们有很多负重的情感，很多情况下舍不得放弃，可是只有把消极的情感扔掉，生活才更加美好。

对此，心理学中有个名字叫"空杯心态"。何谓"空杯心态"？我们不妨先来看下面一个故事。

从前，有个学者，他自认佛学造诣很深，他听说山上的寺庙里有个德高望重的老禅师，便前往拜访。

刚开始，是老禅师的徒弟接待了他，对此，他很傲慢，觉得老禅师怠慢了他。后来，老禅师出来了，并为他沏茶。可在倒水时，明明杯子已经满了，老禅师还不停地倒。他不解地问："大师，为什么杯子已经满了，还要往里倒？"大师说："是啊，既然已满了，干吗还倒呢？"

禅师的意思是，既然你已经很有学问了，干吗还要到我这里求教？

这就是"空杯心态"的起源，空杯心态就是不断清洗自己的大脑和心灵，把外在和内在的过时的东西、心灵的杂草、大脑的垃圾等，通通一洗了之，让身心干干净净、清清爽爽。

的确，我们如果总是停留在过去的成就、荣耀中，那么，便不能以虚心的心态去求知，便总是驻足不前。因此，如果你想让自己的内心变得更为强大宽广，如果你想在人生路上继续前进，那么，你就必须懂得放下的智慧，放下过去的兴衰荣辱，以空杯心态面对未来。

当然，"空杯心态"并不是一味地否定过去，而是要怀着否定或者放空过去的一种态度，去融入新的环境，对待新的工作、新的事物。永远不要把过去当回事，永远要从现在开始，进行全面的超越！当"归零"成为一种常态、一种延续、一种时刻要做的事情时，也就完成了人生的全面超越。

从前，有一只知了，一天，它看到了一只大雁翱翔在天空中，心生羡慕，于是，它很虔诚地请求大雁教它飞翔的技术，大雁也很爽快地答应了。

然而，飞翔并不是一件容易的事，知了害怕吃苦，在大雁教它的时候，它总是不认真学，一会儿看看这个，一会儿玩玩那个，大雁很认真地传授技巧，但是它却不耐烦："知了！知了！"大雁让它试飞几次，它也很不耐烦地应付大雁："知了！知了！"

很快，秋天到了，大雁要到南方去了。知了也很想离开寒冷的北方，希望能跟大雁一起去避寒，但是无论它怎么扑腾翅膀，也飞不起来。

这时候，知了看着已经翱翔于天际的大雁，心里十分懊悔当初没有认真学习和努力练习，可是一切已经晚矣，它只好叹息道："迟了！迟了！"

其实，在我们生活的周围，有多少这样的"知了"，就有多少这样的"迟了"。他们取得一点点成绩之后，就自我满足，被过去的成绩束缚住成长、进步的脚步，于是，他们安于现状，故步自封，坐失良机。圣经《箴言》中说：

"没有远见的地方，人们就会灭亡。"而获得远见卓识就要靠持续地学习和不断地进步。

也许，你会问，我们的心灵里可能会有什么垃圾呢？对曾经的成功、过时的褒奖、短暂的胜利、过期的佳绩的迷恋，当然，还有失望、痛苦、猜忌、纷争……清空就是把自己当人看，既然是人就有人的样式，有自己的优点，更要正视自己的缺点。你的优点可以促使你成功，缺点又何尝不会让你在平淡乏味的生活中体会意外的精彩？清空心灵垃圾是我们拥有好心态的关键。有了好的心态，才能让我们更彻底地认识自己、挑战自己，为新知识、新能力的进入留出空间，保证自己的知识与能力总是最新，才能永远在学习，永远在进步，永远保持身心的活力。

累了，就好好睡一觉

我们都知道，快乐的心情可以成为事业和生活的动力，而恶劣的情绪则会影响身心健康。然而，现代社会，人们为了生活四处奔波，工作和生活的压力常常使得我们喘不过气来。人们急切地希望找到一种能帮助自己减压的方法。于是，市场上各种付费方法就应运而生了，诸如维生素药剂、各种放松疗法等，我们不能否定这些疗法的功效，但最好的养生方式是睡觉。

哲学家尼采曾说过这样一段话："当你产生自我厌烦的情绪时，当你开始厌烦周围的一切时，当你做什么都感到疲惫不堪时，你该做什么来调整自己呢？赌博？宗教？时兴的放松疗法？维生素药剂？旅行？饮酒？不！好好吃个饱饭，然后睡个饱，比平时多睡一会儿，这才是最好的方法。当你醒来、睁开眼睛后，你会发现自己焕然一新，充满力量。"

这里，尼采阐述的最好的减压方法就是睡觉。尼采的观点是，当我们感到身心俱疲时，给自己多一点时间睡觉，我们就能快速恢复、获得力量。这是因为，在睡眠期间，人体各个脏器会合成一种能量物质，以供活动时用；由于体温、心率、血压下降，部分内分泌减少，使基础代谢率降低，也能使体力得以恢复。

那么，人为什么要睡觉？几乎每个人在忙碌了一天之后，都要美美地睡上一觉。当然也有活了一辈子不睡觉的人，但那是极个别的。人要睡觉是一种生理反应，是大脑神经活动的一部分，是大脑皮质内神经细胞继续兴奋之后产生了抑制的结果。当抑制作用在大脑皮质内占优势的时候，人就会睡觉。人们在生活中，有工作，有休息，在神经活动中，有兴奋，有抑制。抑制是为了保护神经细胞，以便让它重新兴奋，让人们继续工作。

可以说，良好的睡眠将使大脑受益。关于睡眠与其他有感知的技能的关系仍在继续着。德国卢比克大学的 JanBorn 和他的同事们曾经做过一项研究，研究表明了为什么睡眠往往给人们带来比较好的结果。被研究的对象有 106 名，他们让这些人把简单但却十分枯燥的一连串数字转换为另外一串，而这些人并不知道的是在这当中有个隐藏的计算诀窍，以此让他们能大大缩短反应时间。而夜间良好的睡眠将参与者发现这种诀窍的概率从 23% 提高到 59%。可见，睡眠是非常重要的。

好好睡觉就是治病，可以修复身体机能，保护心脏，然而，睡个好觉，已经成了很多人的"奢侈品"。据统计，我国睡眠障碍患者约有 3 亿，睡眠不良者竟高达 5 亿！美国国家睡眠基金会一项调查则指出，现代人的睡眠比生活在 19 世纪初的祖父母要少 2 小时 12 分钟。

高品质的睡眠是抵抗疾病的第一道"防线"。据德国《经济周刊》报道，缺乏睡眠会扰乱人体的激素分泌。若长期睡眠不足 4 小时，人的抵抗力会下降，还会加速衰老、增加体重。哪怕只是 20 分钟的小睡，也能让你像加满油的汽车一样动力十足。法国卫生经济管理研究中心的维尔日妮·戈

代凯雷所做的一项调查表明，缺觉者平均每年在家休病假 5.8 天，而睡眠充足者仅有 2.4 天。前者给企业造成的损失约为后者的 3 倍。

接下来，我们总结一下睡眠的好处。

1. 睡眠有利心脏健康

研究人员对居住在希腊的 23681 人进行调查，结果显示，一周内至少有三次 30 分钟午睡的人患心脏病的风险降低 37%。此外，难治性高血压、糖尿病等，也都与睡眠密切相关。

2. 睡得好，能让你更聪明

在睡眠状态下，脑细胞能量得到储存，大脑耗氧量开始减少。醒后人的大脑思路开阔，思维敏捷，记忆力增强。德国睡眠科学家在英国《自然》杂志上撰文指出，好的睡眠质量还能增强创作灵感。

3. 睡眠可以减压

研究表明，睡眠可以降低体内压力激素的分泌。每当感到压力大的时候，即使打个小盹儿，也能让你迅速释放压力，提高工作效率。

4. 睡眠是最便捷、省钱的美容方式

人睡着时，皮肤血管完全开放，血液充分到达皮肤，进行自身修复和细胞更新，起到延缓皮肤衰老的作用。睡眠不足还会导致肥胖，药物减肥远不如睡个好觉更有效。

5. 适当"多睡"是一味治病良药

在医院里，总能听到医生嘱咐病人要好好休息。俗话说"七分调养三分治"，睡眠是这"七分调养"中最重要的内容了。这是因为，当机体受到感染时，会产生与睡眠有关的化合物——胞壁酸，它除了诱发睡眠外，还可增强抵抗力，促进免疫蛋白的产生，因此睡眠好的患者病情痊愈也快。举例来说，高血压患者每天要保证 7~8 个小时的睡眠，老年人可适当减少至 6~7 个小时；对心脑血管患者来说，中午小睡 30~60 分钟，可以减少脑出血发生的概率。

6. 睡眠还能延长寿命

正常人在睡眠时分泌的生长激素是白天的 5~7 倍。美国一项针对 100 万人、长达 6 年的追踪调查表明，每天睡眠不足 4 小时的人死亡率高出正常人 180%，而充足的睡眠有利于延长人的寿命。

总之，睡眠可以消除身体疲劳。在身体状态不佳时，美美地睡上一觉，体力和精力很快会得到恢复。

第 14 章

自我提升疗法：完善自我，在改变中寻求进步

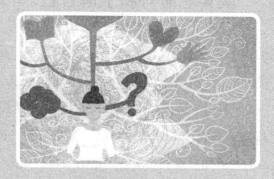

　　哲人曾说，每个人都想成为世间最完美的精灵，然后幻化为人间至宝，畅游于大江南北。然而，作为凡夫俗子的我们，不可能完美，不过即便如此，我们依然要认识自身的不足，因为只有认识自我、接纳自我、并正视不足，我们才能克服和战胜它，命运就会向我们所期望的方向转变，即使最后不能完美，也能趋于完美。

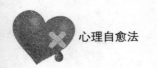

诚实地面对和了解自己

生活中，我们每个人从出生起，都在不断认识世界、接受外在世界赠予我们的一切，我们学会了很多，包括科学文化知识、审美、与人相处等，但在这个过程中，我们却很少认识自己，实际上，我们总是在逃避认识自己，因为认识自己，就意味着我们必须接受自己"魔鬼"的一面，这个过程对于我们来说是痛苦的，但如果我们想实现自己的需求、成为更优秀的自己，就必须认识自己，就像剥洋葱一样，寻找到最本真的自我。

有人说"成功时认识自己，失败时认识朋友"。固然有一定的道理，但归根结底，我们认识的都是自己。无论是成功还是失败时，都应坚持辩证的观点，不忽视长处和优点，也要认清短处与不足。同时，自我反省、认清自己还能帮助我们做回自我，只有这样，才能获得重生。

成功学专家 A. 罗宾曾经在《唤醒心中的巨人》一书中非常诚恳地说过："每个人都是天才，他们身上都有着与众不同的才能，这一才能就如同一位熟睡的巨人，等待我们去为他敲响沉睡的钟声……上天也是公平的，不会亏待任何一个人，他给我们每个人以无穷的机会去充分发挥所长……这一份才能，只要我们能支取，并加以利用，就能改变自己的人生，只要下决心改变，那么，长久以来的美梦便可以实现。"

尺有所短，寸有所长。一个人也是这样，你这方面弱一些，在其他方面可能就强一些，这本是情理之中的事情，找到自己的优势和承认自己的不足一样，都是一种智慧。其实每个人都有自己的可取之处。比如说，你也许不如同事长得漂亮，但你却有一双灵巧的手，能做出各种可爱的小工艺品；比如说，你现在的工资可能没有大学同学高，不过你的发展前途比他的大，等等。

　　所以，一个人在这个世界上，最重要的不是认清他人，而是看清自己，要先了解自己的优点和缺点、长处和短板，只有这样，才能在实践中发挥优势，弥补不足，而如果我们一直看不到自己的优势，就会让自己沿着一条错误的道路越走越远，你的能力与优势也就受到限制，甚至使自己的劣势更加劣势，使自己处于不利的地位。所以，从某种意义上说，是否认清自己的优势，是一个人能否取得成功的关键。

　　当然，要想发展自身的优势，首先要做到对自我价值的肯定，这不但有助于我们在工作中保持一种正面的积极态度，进而转换成积极的行动，无疑是一项超强的利器。马克思说："自暴自弃，这是一条永远腐蚀和啃噬着心灵的毒蛇，它吸走心灵的新鲜血液，并在其中注入厌世和绝望的毒汁。"积极乐观的女孩永远是最可爱、最美丽的。为此，你需要做到的是：

　　1. 发现你的优势

　　你首先是明确自己能力的大小，给自己打分，通过对自己的分析，旨在深入了解自身，从而找到自身的能力与潜力所在。

　　（1）我因为什么而自豪？通过对最自豪的事情进行分析，你可以发现自身的优势，找到令自己自豪的品质，譬如坚强、果断、智慧超群，从而挖掘出你继续努力的动力之源。

　　（2）我学习了什么？你要反复问自己：我有多少科学文化知识和社会实践知识？只有这样，才能明确自己已有的知识储备。

（3）我曾经做过什么？经历是个人最宝贵的财富，往往从侧面可以反映出一个人的素质、潜力状况。

2. 挖掘出自己的不足

（1）性格弱点。人无法避免与生俱来的弱点，必须正视，并尽量减少其对自己的影响。比如，如果你独立性太强，可能在与人合作的时候，就会缺乏默契，对此，你要尽量克服。

（2）经验与经历中所欠缺的方面。"人无完人，金无足赤"，每个人在经历和经验方面都有不足，但只要善于发现、努力克服，就会有所提高。

3. 常做自我反省，不断进步

日本学者池田大作说："任何一种高尚的品格被顿悟时，都照亮了以前的黑暗。"只要你能做到自省，就有了一种高尚的品格！当你取得一定的成绩后，切不可沾沾自喜、妄自尊大，要知道，人最难能可贵的就是胜不骄、败不馁，懂得自我反省，才会不断进步。

可见，任何一个人，你只有诚实地面对自己，与自己的内心对话，才能非常了解自己，找到自己优点和缺点，同时不断地改善自己的缺点，这样，才能使得自己的劣势变为优势，才能做到查漏补缺，从而不断地超越自己。

正视自己的不足，才能不断完善自己

我们都知道，人无完人，每个人都有自己的缺点，即便是那些成功者也是如此，但是大部分人会将自己的缺点隐藏在暗处或者忽略它们，但成功者却能理解它们，这就是他们成功的原因所在。

实际上，没有人是毫无缺点的，只是在我们的内心这个缺点的份额的大小问题，如果我们将缺点无限放大，那么，它将会腐蚀我们的心，阻碍我们成功，我们就会长久自卑；而如果我们能正视缺点，并将缺点限制在一定的范围内，它就会成为我们努力和奋斗的催化剂，助我们成功。

家喻户晓的史蒂芬·威廉姆·霍金 1942 年出生于英格兰。

在他还不到 20 岁的时候就患上了一种不治之症——肌肉萎缩症，而且，随着时间的推移，他的自主活动能力越来越弱，到最后，他只能借助轮椅活动。并且，医生告诉他，他的下半生都极有可能离不开轮椅了。面对这样的打击，霍金并没有自暴自弃，而是继续学习和科研，一直以乐观的精神和顽强的毅力攀登着科学的高峰。

后来，霍金考上牛津大学，毕业以后，他长期从事宇宙基本定律的研究工作。他在所从事的研究领域中取得了令世人瞩目与震惊的成就。

曾经，在一个学术报告上，一位女记者居然问及了一个令在场所有人都感到吃惊的问题："霍金先生，疾病已将您永远固定在轮椅上，您不认为命运对您太不公平了吗？"

这个问题，显然是最触及霍金神经的，也是不好回答的，当时，现场鸦雀无声，没人知道霍金会怎么回答。

霍金听完这个问题后，缓缓地将自己的头靠在椅背上，然后微笑着，用自己唯一能动的手敲打着键盘。这时，屏幕上显示出这样一段话："我的手指还能活动，我的大脑还能思维；我有我终生追求的理想，我有我爱和爱我的亲人和朋友。"

顿时，报告厅里响起了长时间热烈的掌声，那是从人们心底迸发出的敬意和钦佩。

科学巨人霍金再次向每个自卑的人证明：即使你满身缺点，你还有可以引以为豪的优点，这些优点一样可以让你自信。当那些外在的缺陷你不能改变的时候，请不要悲伤，也不要失望，而应该庆幸，那些成功的人并非完人，只是因为他们能依然微笑地面对。

那么，生活中，我们怎样做才发现、理解自己的缺点并努力变得自信呢？

1. 正确认识自己，接纳自己

一个人要对自己的品质、性格、才智等各方面有一个明确的了解，方可在生活中获得较为满意的结果。除此之外，不要讨厌自己，不要以为自己羞怯就容忍自己的短处。一个人不要看不到自己的价值，只看到自己的不足，什么都不如别人，处处低人一等。

2. 学会正确与人比较

拿自己的短处跟别人的长处比，只能越比越泄气，越比越自卑，有的学生因为学习不好而产生"无用心理"就是这个原因。

3. 不要强迫自己

首先不要有压迫自己的感觉，试着在生活中找一些自己做起来感觉舒服的事，比如偶尔的放纵。然后为自己制订一些小计划，难度不要太大，但一定要完成，完成不了，再找找原因，找一本记录心路历程的笔记本记起来，在迷茫的时候看看会帮助你改善自己的自控能力。

4. 失败的时候，请原谅自己

你会跟朋友说什么？想一想，如果你的好朋友经历了同样的挫折，你会怎样安慰他？你会说哪些鼓励的话？你会如何鼓励他继续追求自己的目标？这个视角会为你指明重归正途之路。

5. 不断学习，让自己具有硬实力

在今天，素质决定着命运。当然，在具备这点后，你就要实事求是地宣传自己的长处、才干，并适当表达自己的愿望，这样才能让别人更加了解你，也能给予你更多机会。

6. 不断挑战自己

任何一个人，在这个快节奏、高效率的时代，要想脱颖而出，要想进步，就必须做到不断挑战自己。要知道，一个人的能力是需要不断挖掘的，只要我们能相信自己、欣赏自己、摒弃自卑，我们就能在职场和事业上不断彰显自己的能力和价值。

总之，人无完人，但这并不代表我们一无是处，因此，我们大可不必因为别人比自己优秀而妄自菲薄，做自己，才能获得出彩。

批评是进步的阶梯，改进中越发自信

一代明君唐太宗李世明说过："以铜为镜，可以正衣冠；以古为镜，可以知兴替；以人为镜，可以明得失。"贞观之治乃至大唐盛世的出现，可以说是太宗听得进去宰相魏征的逆耳忠言。但同时，中国历史上能虚心接受批评的帝王将相并不多，正因如此，他们常亲小人远贤臣，最终被小人推进火坑，落得凄惨悲凉的下场。可见，"批评是一门艺术，然而接受批评更是一种气魄"这句话的正确性，人无完人，任何人的能力、品质都需要不断完善，而通常情况下，人们对自己的缺点和不足都没有清醒、正确的认识，如果我们能虚心接纳别人的批评，我们便能不断地完善自己。

欣欣是一名工程估价员，5 年来，她出色的表现很快让她升为这家公司的工程估价部主任，专门估算各项工程所需的价款。当了小领导后的欣欣似乎没有了当年在基层工作时的热情。

有一次，一个核算员发现她的结算出了问题，算错了好几万元的账，老板便找她过来，指出问题，并提出了一些批评，让她以后注意，但谁知道，欣欣不但不愿接受批评，反而大发雷霆，她甚至责怪那个核算员没有权力复核她的估算，没有权力越级报告。

老板看到她这种态度，本想发作一番，但因念她平时工作成绩不错，便和蔼地对她说："这次就算了，以后要注意了。"老板说这句话的时候，

脸色已经变得阴沉了。

过了一段时间后，欣欣又有一个估算项目被那名核算员查出错误，这次她又像前次那样态度恶劣，并且还说是那名核算员有意跟她过不去，故意找她的岔子。等她请别的专家重新核算了一下，才发现自己确实错了。

这时老板已经忍无可忍了："你现在就另谋高就吧。我不能让一个永远都不知承认自己错误的人来损害公司的利益。"

这则职场故事中，欣欣为什么会被老板炒鱿鱼？原因很简单，正如这位老板所说"我不能让一个永远都不知承认自己错误的人来损害公司的利益"。任何一个领导，都希望自己的下属能把公司的利益放在第一位，当工作中出现失误的时候，能主动承认，为自己的失职负责。而实际上，即使我们真的为公司带来了某些利益的损失，只要我们认错态度良好，一般情况下，领导是不会为难我们的；相反，他们会主动协助我们尽量将失误带来的负面影响降到最低。

生活中，那些听不进他人意见的人的弱点就在于，他们认为一旦接受了别人的批评就等于服从他人，就没了面子，而实际上，这不仅能帮助我们成长、弥补自身不足，更能树立我们在他人心中谦逊的形象，从而拉近人际关系。

每个人都会在生活、工作、学习中遇到挫折、失败乃至磨难，有些人会怨天哀地，牢骚满腹。但很少有人能找到自己的主观原因。因为人们通常会被自己的双眼蒙蔽。而当有人对我们指出错误、提出批评的时候，我们会有这样的想法：他怎么老是看我不顺眼？这个人真是讨厌，处处跟我作对；更有甚者，会对其进行攻击甚至报复。如此，我们自身的缺点不仅得不到完善，错误得不到改正，还会理所当然地被肯定，在身上肆无忌惮地发酵，最后一发不可收拾，后悔莫及。

其实，不妨反过来想想，此人对你有意见，毫不留情地指出你的失误和不足的地方，那说明什么呢？可能是你真正存在需要改进和完善的地方，你还做得不够好以至于得不到别人的认可和赞赏，你还需要自我检讨和反省。而这些东西不是我们随随便便就能意识到的，也就不会随随便便地成功。比如，如果你的领导对你的工作问题提出了批评，那么，你首先要有一个良好的认错态度，并能认识到自己的过错，在此基础上，我们能虚心接受他们的"调教"。因为我们的工作中出现了失误，证明我们在处理问题上确实存在某些问题，而领导毕竟是过来人，有着我们所缺乏的很多工作上的经验教训。欣然接受领导的"调教"，不仅能提高我们的工作能力，还能获得领导的好感。

相反，如果你能听进别人的批评，然后能从自身寻找问题，发现了自己的不足之处，积极地虚心接受和改正，并不断地完善自己，这将会是你一生中宝贵的财富，其价值远远超过了对方批评你时直接的说话方式，或者说伤害到你的感受或自尊的程度。

总之，我们需要认识到的是，在我们的成长过程中，有人批评甚至咒骂并非坏事，有人这样对你，至少说明你是个有价值的人。所以，当别人批评你时，你千万不要为此不悦，反而你应该欣然接受，他无偿地告诉了你现在正处于什么样的位置，你应该怎么做才能更好。很多人都不愿意接受别人的批评，或者不敢面对别人的批评。其实，有了这些批评，你的进步会更快，你更能认识了解自己。对于这样的一个收获，我们应该向批评我们的人表示感谢！从这个角度想，你会意识到是他让你从中醒悟，然后你便可以重新认识自我、审视自我。那么对方也会对你刮目相看，你的人际关系也会其乐融融！

可以坚持，但不要偏执

我们都知道，执着是一种良好的品质，是认准了一个目标不再犹豫坚持去执行，无论在前进的过程中会遇到任何障碍，都绝不后退，努力再努力，直至目标实现。因此，执着被人公认为一种美德，然而，过分执着就变成了固执，这是一种弊病。固执的人之所以固执，是因为他们对于自己要做的事心存执念，他们认准了目标后便不再回头，撞了南墙也不改变初衷，直至精疲力竭。因此，要想重新审视自己的行为，你就必须首先放下那些无谓的执念。

从前，有一位潜心布道的神父。

这天，他按照计划来到一个小村庄，他走进了教堂，准备为这里的人祈祷。但突然下起了大雨。不到几个小时的工夫，洪水就淹没了整个村庄，教堂也没有幸免。

他发现，洪水已经淹没了他的膝盖。村里的警察很快赶来了，并让他赶紧离开，但他却固执地说："不，我不走！我坚信仁慈的上帝一定会来救我的，你先去救别人吧！"

过了一会儿，水越来越深了，已经淹没了神父的腰部，神父只好站在椅子上继续祈祷，这时，有几个救生员划着船在教堂外大喊："神父，赶快过来，我们救你走！"神父还是执着地说道："不，我要坚守着我的教堂，我相信慈悲的上帝一定会将我从洪水之中救出去。你赶快先去救别人吧。"

又过了半个小时，整个教堂完全被洪水淹没了，神父只好爬上十字架，在滚滚的洪水中坚持着。这时候，一架直升机缓缓地飞到教堂上方。飞行员丢下悬梯，大喊道："神父，快上来吧，这是最后的机会了，我们可不愿意看到你被洪水冲走！"神父依然意志坚定地说："不，我要守住我的教堂！上帝绝对会来救我的。你去救其他人吧。上帝会永远与我同在！"

固执的神父最终也没有逃脱被滚滚洪水冲走的命运……

死后的神父还是有幸到了天堂，他质问上帝，为什么不来救他？上帝回答道："我怎么不肯救你了？你忘记了？第一次，我派人劝你离开那危险的地方，可是你却坚决不肯；第二次，我派了一只救生艇去救你，但你还是一意孤行不肯离开；第三次，我以对待国宾的礼仪待你，又派了一架直升机去救你，结果你还是不愿意接受我的救助。是你自己太固执了，总是不肯接受别人的救助，我在想，你是不是太想见到我了，那么，我就成全你吧。"神父顿时哑口无言。

这个故事告诉我们，错误的坚持是不可取的，在人生的旅途中经常会遇到许多岔口，与其盲目地前行，不如在适当的时候停下来想一想，什么才是自己需要的，什么能使自己更快地走向成功。选择是人生成功道路上的必备路标，只有量力而行的明智选择才会拥有辉煌的成功，然而那些错误的坚持是要不得的。就像这位神父一样，本来有三次求生的机会，但是就因为他的错误坚持，最后把这些机会都放弃了。

其实，生活中的我们也应该想一想，我们是否也心怀执念而让自己钻入死胡同。坚持多一点就变成了执着，执着再多一点就变成了固执。人应该执着，但不应该错误地坚持一种想法，有时候，你可能没意识到的是，你坚持的想法是虚妄的。因此，我们应当学会放下，找到新的出路，重新审视自己的生活。

王杰在《英雄记钞》中曾经记载过这样一个故事：诸葛亮、徐庶、石广元、孟公威等人一道游学读书，"三人务于精熟，而亮独观其大略"。三人都想将所读之书背熟，这势必会费许多时间，而孔明是很高明的，他舍去了大部分，只观大略，于是有了天文地理无所不精的诸葛亮。可见，有时放下，可以拿起更多。

鲁迅，少年时求知欲很强，读了好多书，后又学医，但最终弃医从文。

血腥的事实让他明白，学医可以医治有限的人的生命，却救不了全中国大多数人麻木的心灵，他果断放弃医学，挥舞一支既可当匕首又可当投枪的大笔，解剖"国民性"；对着铁屋子，呐喊复呐喊，鼓舞了无数热血青年。可见，放下些次要的，可以拿起更好的。

由此可见，我们在生活中应当学会经常地放下。只有这样，我们才能在不断的放下中成长以及进步。

而那些心怀执念的人似乎总是比较爱认死理，他们非常在乎、介意自己的想法与看法，或自己的立场、态度以及身份；只要是与自己相关的一切，乃至于任何观念，他们都很在乎。古往今来，那些太过执着的人往往就因为不愿放下那些所谓的执念而让自己陷入死胡同，比如，刘备固执于为关羽报仇，不愿听众将劝告，举国兵伐吴，大败而归，身死于白帝庙；宋江固执于接受招安，时机不对，葬送了农民起义；马谡不听王平劝谏，固执己见，痛失街亭。

可见，在我们的人生中，执着固然是可取的，但是某些执念必须放下。比如，那些已经被得知的或者求证、已经板上钉钉的不可能成为现实的目标，你就必须果断地放弃；在现实世界中完全不能被应用的目标，你也必须理智地放弃；权衡利弊之下，得出的结论是完全没有实施必要的目标，你也必须放下……

过多的欲望会使你的人生束手束脚

《论语别裁》中说："有求皆苦，无欲则刚。"其实，正因为有欲望，我们才有了上进心，欲望是激发我们不断奋进的动力。从这一点看，欲望是宝贝，然而，凡事都不可过度，欲望也不是放之四海而皆准的，如果我们对欲望不加以合理控制，人们就会有越来越多的贪念，最终导致欲壑难填。在生活中，越来越多的贪求欲者被物欲、财欲、权欲等迷住心窍，攫求无度，终至纵欲成灾。然而，一个人活着就无法摆脱各种各样的欲望，只要有欲望，就会有所求，而有所求又必然导致人们与痛苦纠缠。有这样一个故事：

从前，有一户人家，弟兄三人。

老大是个笨蛋，村里人认为他智力不健全，如今，他已经是个四十好几的人了，还没娶妻生子，一个人住在一间破茅屋里，连一件像样的衣服都没有。有人问他："你最大的心愿是什么？"他情不自禁地脱口而出："天天有新衣穿。"

老二则是小康之家，衣食无忧，但也不知道为什么，他偏偏长相难看，结果，他只能娶一个很难看的妻子。所以，当问到他的心愿时，他就迫不及待地说："天天娶美妻。"

而老三是个聪明人，会做生意，现在的他已经是富甲一方的人了，当人们问他有什么心愿时，他却毫不顾忌地说："挖一窖金。"……

这是个故事，但从中足以深刻地看出人的贪婪之心。"人心不足蛇吞象"，多么贴切的比喻。贪婪之心，就像是一个恶魔，一旦附身，就会让人迷失自己。仔细想想，其实我们每个人又何尝不是如此呢？读过这个故事，我们都应该好好地反思一下。如果我们能舍弃这些无止境的欲望，想想自己到底需要什么，我们是不是会收获更多呢？

人们常说："欲壑难填"，的确，尤其对物质欲望、富贵荣耀、名利的追求，更是无穷无尽，而这很可能会让我们迷失自己，保持一颗平常心，拿捏好尺度，才能得之淡然、失之坦然，才能合理地节制自己的欲望！

其实，不管你是在温室中成长，还是在困苦中挣扎，欲望都会存在于你的心中，欲望可以成为我们的信念，支撑我们渡过难关，但是欲望也像鸦片，容易上瘾。当你一次满足了之后，就会不断地想要更多，那根本就

是一个无底洞，于是，你越来越难以抵御外面世界的诱惑。最后，人被欲望所控制着，甚至成为欲望的奴隶，并最终被那些诱惑所吞噬。所以，我们应该记住：想成大事，必先克制内心的欲望，学会抵御外面世界的种种诱惑。

然而，现代社会中的人们，关于欲望，拿起来容易，舍下却难。生活在商品经济的大潮里，每个人都要面对物欲横流的红尘世界，那些纷纷扰扰的现实，时刻都在迷惑着眼球，欲望追求加快了人们前进的脚步，总觉得不远处的鲜花和掌声正在向我们招手。其实，舍弃这些无止境的欲望并非难事，只要我们学会关注眼前的幸福，体会人生，去欣赏生活中点滴的美好，我们的心境自然会豁然开朗。可见，有时，我们要懂得享受过程，真正让我们得到满足的是过程，人的一生也是如此，最美的不是结果，而是人生的旅途。

的确，我们花了很多时间争取财富，却少有时间享受；我们的房子越来越大，住在家里的人却越来越少；我们有很多食物，却无营养可言；我们征服了外面的世界，却对自己的内心世界一无所知。因为欲望，我们得到了很多，但失去的更多。

每个人都需要自我分析一下，哪些是合理的欲望，哪些是超出能力的过分的欲望，这样就可明确贪婪的对象与范围，预测贪婪带来的危害，从而修剪贪欲、控制贪欲，使自己在生活中从容不迫，游刃有余。

一个人赤条条地来到这个世界上，还要赤条条地离开这个世界。你费尽心机得到一切，自己所能享受的只有一屋、一床、一衣、一饭而已。

我们要生活得快乐，就必须摆脱欲望的羁绊，要懂得知足，学会奉献，保持平常心。当我们懂得知足时，一切贪婪和苦闷就会烟消云散；当我们学会奉献时，就会享受到与人分享丰足和实现自我的快乐；当我们保持平常心时，就会体会到真诚、和平、友善的幸福。

参考文献

[1] 陈荣赋 . 受益一生的心理自愈术 [M]. 海口：南海出版社，2014.

[2] 牧之 . 心理急救 [M]. 南昌：江西人民出版社，2016.

[3] 钟灼辉 . 做自己最好的医生 [M]. 北京：华夏出版社 ,2015.

[4] 库埃 . 心理自愈术 [M]. 北京：中华工商联合出版社，2014.

[5] 莱恩 . 自愈系心理学 [M]. 北京：电子工业出版社 ,2013.